AF366471

ÉTUDE

SUR LES

AFFECTIONS ARTICULAIRES

PAR

LE Dr QUINQUAUD,

Ex interne (Lauréat) des hôpitaux,
Lauréat de la Faculté de médecine, etc.

1er FASCICULE

PARIS

V. ADRIEN DELAHAYE ET Ce, LIBRAIRES-ÉDITEURS,

PLACE DE L'ÉCOLE-DE-MÉDECINE

1876

ÉTUDE

AFFECTIONS ARTICULAIRES

ÉTUDE

SUR LES

AFFECTIONS ARTICULAIRES

PAR

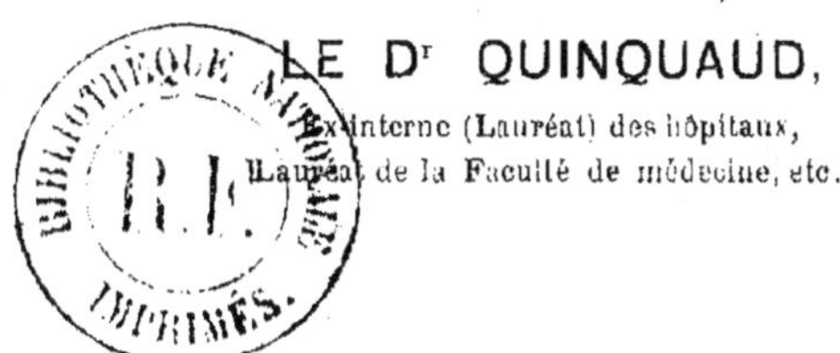

LE Dr QUINQUAUD,

Ex-interne (Lauréat) des hôpitaux,
Lauréat de la Faculté de médecine, etc.

1er FASCICULE

PARIS

V. ADRIEN DELAHAYE ET Ce, LIBRAIRES-ÉDITEURS,

PLACE DE L'ÉCOLE-DE-MÉDECINE.

1876

CONTRIBUTIONS A L'HISTOIRE CLINIQUE

DES

MALADIES ARTICULAIRES

Depuis quelques années les affections articulaires ont vivement préoccupé l'esprit des médecins.

Après Hunter (1), Ricord (2), Cullerier (3), Lagneau (4), Foucart (5), Velpeau (6), Vidal (de Cassis) (7), Brandes (de Copenhague) (8), Hervieux (9), Rollet (10), Bonnet, Guérin (11), Fournier (12), Grisolles, Peter, Guéneau (de Mussy), Bourgeois (d'Étampes), Féréol, Pidoux, Chauffard (13), Tixier (14), Thiry, Yvaren (15), ont mieux étudié que

(1) *Traité de la maladie vénérienne.*
(2) *Leçons sur le rhumatisme blennorrhagique*, 1847.
(3) *Dictionn. en 60 vol.*
(4) *Traité de la syphilis*, 1828.
(5) *Quelques considérations sur l'arthrite blennorrhagique*, 1846.
(6) *Dict. en 30 vol.*, t. IV.
(7) *Traité de path. externe.*
(8) Arch. de médecine, 1854.
(9) Note sur le rhumatisme aigu blennorrhagique (Gaz. méd., 1858).
(10) *Nouv. rech. sur le rhum. blenn.* Lyon, 1850.
(11) Leçons sur les organes génitaux externes chez la femme, 1864.
(12) Art. Blennorrhagie, *Nouv. Dict. de méd. et de chir. pratique.*
(13) Discussion. *Bull. et mém. de la Soc. méd. des hôpitaux.* 1866.
(14) Th. Paris, 1866.
(15) *Métamorphoses de la syphilis.* 1854.

leurs devanciers les manifestations arthritiques de la blennorrhagie.

M. Lorain (1), en synthétisant les faits qu'il avait observés, a pu démontrer que certaines maladies aiguës, génitales ou autres, peuvent, à l'instar des diathèses, engendrer un rhumatisme secondaire.

Nous signalerons également les leçons de M. Charcot.

M. le docteur Huette (2), après Stoll (3), Zimmermann (4), Lepecq de la Clôture, Thomas (de Tours) (5), étudie cliniquement l'arthrite dysentérique.

Enfin je remercie M. Raillard, vétérinaire distingué, d'avoir bien voulu me communiquer une note fort intéressante sur une arthrite spéciale des femelles bovines; je la publierai en même temps que les arthrites d'origine génitale.

Aujourd'hui les pathologistes ont la plus grande tendance à considérer comme rhumatismales les affections polyarthritiques.

Je crois qu'il y a là une exagération, et qu'il faut rendre à César ce qui appartient à César, et au rhumatisme vrai, ce qui appartient au rhumatisme.

C'est dans ce but que j'étudierai successivement :

1° Une maladie articulaire qui me paraît distincte du rhumatisme, et que je nommerai maladie *arthrito-suppurative aiguë;*

2° Les manifestations *rhumatoïdes* de la dysenterie, de la blennorrhagie chez l'homme et chez la femme, enfin les arthropathies puerpérales.

CHAPITRE Ier.

MALADIE ARTHRITO-SUPPURATIVE AIGUE.

Je me propose, dans ce travail, d'esquisser les traits principaux d'une maladie qui pourrait être confondue avec un rhumatisme articulaire aigu suppuré, dont il importe de la séparer pour la faire entrer dans le cadre nosologique comme espèce distincte.

---

(1) Soc. méd. des hôpit., 1866, t. III.
(2) Arch. gén. de méd. 1869.
(3) *Ratio medendi*, vol. III, p. 276.
(4) *Traité de la dysenterie*, p. 15.
(5) Arch. gén. de méd., t. VIII et IX.

3

Elle est caractérisée par des arthrites multiples suppurées, par une phlegmasie aiguë suppurative du tissu connectif périarticulaire ou sous-cutané, et par des phénomènes fébriles plus ou moins intenses; c'est une maladie grave.

J'en établis trois formes :

1° La forme arthrito-phlegmoneuse;

2° La forme arthritique;

3° La forme phlegmoneuse.

S'il m'était permis d'en juger par les quelques recherches que j'ai pu faire, ce serait une affection rare; cependant je la crois plus commune qu'on pourrait le supposer, puisque j'en ai observé plusieurs cas l'année dernière à l'hôpital Saint-Antoine, dans le service de M. Lorain.

1° FORME ARTHRITO-PHLEGMONEUSE.

ARTHRITES MULTIPLES, SURTOUT DES ARTICULATIONS MÉTACARPO-PHALANGIENNES, OÙ L'ON SENT DE LA FLUCTUATION TRÈS-NETTE, ET OÙ L'ON VOIT UNE TEINTE VIOLACÉE; MEMBRE SUPÉRIEUR GAUCHE ÉNORME, AVEC GONFLEMENT ANALOGUE A CELUI D'UN PHLEGMON DIFFUS; PLAQUE INDURÉE AU NIVEAU DE L'ARTICULATION HUMÉRO-CUBITALE GAUCHE; PLAQUES SEMBLABLES DISSÉMINÉES SUR LES MEMBRES SUPÉRIEURS, LEUR RAMOLLISSEMENT ULTÉRIEUR; TEMPÉRATURE AU-DESSUS DE LA NORMALE; LÉGÈRE ADYNAMIE, SUBDELIRIUM; MORT; AUTOPSIE : POLYARTHRITES AIGUES SUPPURÉES AVEC DESTRUCTION PRESQUE COMPLÈTE DES CARTILAGES DIARTHRODIAUX; OSTÉITE ÉPIPHYSAIRE; RUPTURES DE PLUSIEURS SYNOVIALES; PUS DANS LE TISSU CELLULAIRE AMBIANT ET EN CERTAINS POINTS DANS LES GAÎNES DES MUSCLES; PLAQUES DE TISSU LARDACÉ SIÉGEANT DANS LE TISSU CONNECTIF SOUS-CUTANÉ, RAMOLLIES PAR PLACES ET CONVERTIES EN PUS SANIEUX.

OBS. I. — Le 25 octobre 1869, le nommé Bertignior, 32 ans, journalier, entrait à l'hôpital Saint-Antoine, salle Saint-Augustin, n° 13.

Ce malade raconte qu'il n'y a eu aucun antécédent rhumatismal dans sa famille, qu'il a eu une blennorhagie il y a six ans, qu'il n'a jamais eu de syphilis, qu'il a été brûlé au bras droit le 19 octobre, et voici comment : Il couchait dans une chambre au rez-de-chaussée, où l'on avait placé des pannetons, qui prirent feu au milieu de la nuit, sans qu'il sût comment; s'étant réveillé en sursaut, il fut très-effrayé, et en cherchant à s'échapper, il se brûla à l'avant-bras droit. Le lendemain il essaya de travailler, mais il éprouvait du malaise; et dans la nuit du mercredi au jeudi il eut un frisson assez violent pendant une heure au

4

moins et des vomissements bilieux; le jeudi matin Bertignier fit appeler un médecin de Montreuil, qui ordonna un purgatif.

Le même jour, survint un gonflement de la région du coude gauche; dans la journée cette tuméfaction s'étendit à tout le membre.

Dans la nuit du jeudi au vendredi, gonflement du pied du même côté. (Aucune trace de traumatisme sur le corps).

25 octobre soir. P. 102, T. R. 39°,3.

État actuel. Plusieurs traces de brûlure au troisième degré sur la face dorsale de l'avant-bras droit; pas de frissons; langue rouge, sèche, pointue, facies un peu terreux. Tout le membre supérieur gauche est énorme, repose sur le lit; il est rouge, et au premier aspect, on pense qu'il s'agit d'un phlegmon diffus; il y a de l'œdème, les veines se dessinent à la surface du membre. Mais par la palpation on sent :

1° Au niveau du coude une large plaque indurée, de la grandeur des deux mains; cette induration a beaucoup d'analogie avec la résistance du tissu cellulaire, atteint de phlegmons diffus.

2° Un œdème généralisé, semblable à celui des affections cardiaques.

3° Au niveau du coude, en certains points de la fluctuation : l'articulation est énorme et évidemment distendue par du liquide, la pression en ces points est très-douloureuse; il en est de même pour l'articulation radio-carpienne.

4° Au niveau de plusieurs articulations métacarpo-phalangiennes, existe du gonflement et de la rougeur avec douleur à la pression; à l'article de l'index gauche fluctuation évidente.

5° Vers les articulations phalangiennes, teinte livide, douleur, gonflement et fluctuation; l'épiderme à ce niveau s'enlève par lambeaux.

Les deux articulations tibio-tarsiennes droite et gauche sont tuméfiées; il semble qu'il existe un phlegmon autour de chacun de ces articles. Les faces dorsales des pieds sont gonflées.

Au niveau des brûlures on ne constate qu'un peu de sensibilité et une légère rougeur. Rien à l'auscultation de la poitrine et du cœur.

26 octobre. P. 110, T. R. 39°,7; pas d'albumine dans les urines. (Chaleur et acide nitrique.) Pas de sucre. (Liqueur de Barreswil.)

Même état; le malade mange deux portions d'aliments. Plaques rouges, tuméfiées et douloureuses au niveau des brûlures du bras droit.

Soir. P. 104, T. R. 39°,5; sueurs abondantes.

27 octobre. P. 104, T. R. 39°,4; le malade se trouve mieux qu'hier, malgré la persistance des phénomènes locaux et généraux; un point fluctuant au niveau de la partie indurée à la région du coude; encore un peu d'appétit; sommeil assez calme.

Soir. P. 108, T. R. 40°,2; sueurs qui reviennent tous les soirs.

28 octobre. P. 104, T. R. 39°,6; la rougeur de l'avant-bras gauche, qui était d'abord limitée à la face palmaire, s'étend à la face dorsale; l'œdème a augmenté, la tension de la peau est plus considérable; au niveau des articulations des doigts, on trouve de la rougeur, de la fluctuation, de l'œdème.

Soir. P. 106, T. R. 39°,9

29 octobre. P. 110, Resp. 36, T. R. 39°,6; même état.

Soir. P. 108, T. R. 39°,7.

30 octobre. P. 96, T. R. 39°,3; l'appétit diminue, pas de teinte subictérique; pas d'albumine dans les urines (chaleur et acide nitrique); un peu d'agitation la nuit; cauchemars, insomnie.

Soir. P. 100, T. R. 39°,7.

31 octobre. P. 92, T. R. 39°,3; en certains points la tuméfaction et la rougeur du bras gauche paraissent avoir diminué; herpès labialis. On peut faire exécuter des mouvements anormaux aux articulations des doigts sans produire une forte douleur.

Soir. P. 96, T. R. 39°,5.

1er novembre, P. 100, T. R. 40°,3; agitation, subdélirium la nuit; ce matin somnolence; *énorme eschare* au sacrum.

Soir. P. 92, T. R. 39°,5; délire, le malade veut se lever, agitation; même état local.

2 novembre, P. 112, T. R. 41°,4.

T. A. g. côté malade, 41 degrés.

T. A. d. côté sain, 41 degrés.

Eruption sudorale miliaire, langue sèche, collante.

Le malade meurt le matin.

Autopsie vingt-quatre heures après la mort.

Thorax. La plèvre est saine; les bases des deux poumons sont congestionnées et œdématiées; plusieurs points d'atélectasie à la partie antérieure des bases; au palper le parenchyme est flasque, mou, et à la coupe on ne trouve point d'hépatisation.

Cœur. Pas d'épanchement péricardique; les cavités droites et gauches contiennent quelques caillots noirâtres récents et non adhérents; aucune lésion valvulaire ni ventriculaire.

Le lobe droit du foie offre superficiellement des taches jaunes qui correspondent à une dégénérescence graisseuse. A la coupe, le tissu est un peu hyperémié, avec un commencement d'altération graisseuse. Les reins sont congestionnés.

La rate est volumineuse, diffluente.

Membre inférieur droit. Au niveau de la malléole externe existe un vaste foyer purulent qui remonte vers la partie supérieure et externe de la jambe, envahit la gaine des péroniens; autour, le tissu connectif est enflammé, rougeâtre et œdématié; vers la partie inférieure la phlegmasie s'étend jusqu'au calcanéum.

Tuméfaction et rougeur autour de l'articulation tibio-tarsienne, qui est remplie d'un liquide roussâtre, sanieux; la synoviale est très-vascularisée; les cartilages sont ramollis, exulcérés sur plusieurs points.

Membre inférieur gauche. Mêmes altérations de l'articulation tibio-tarsienne avec destruction complète des cartilages par îlots; à la jambe, pas de foyer d'inflammation.

Membre thoracique gauche. Œdème considérable; en incisant la plaque indurée, que nous avons déjà signalée, on voit un *tissu lardacé*, dur, jaunâtre, sans trace de foyer de suppuration; ce n'est qu'à sa limite inférieure qu'on constate un petit foyer puriforme; à la face profonde de cette plaque, on voit une vascularisation excessive. Autour de l'articulation huméro-cubitale, vastes ecchymoses; à ce niveau ou voit que les veines sont intactes; d'une manière générale, la dissection minutieuse des organes veineux nous a montré qu'ils étaient intacts dans toute leur étendue.

La synoviale contient un liquide trouble, mais les cartilages ne paraissent pas sensiblement altérés. L'articulation de l'épaule ne renferme qu'un liquide visqueux, peu abondant; les cartilages sont normaux; la synoviale est injectée.

Articulations phalangiennes. — 1° Du médius : suppuration sanieuse abondante; destruction partielle des ligaments et complète des cartilages diarthrodiaux; on trouve les extrémités osseuses lésées elles-mêmes et offrant l'apparence de certains sarcômes des os, lorsque le tissu a été scié (ostéite épiphysaire; la capsule est rompue par places.

2° Mêmes altérations pour celles du pouce.

3° De même aussi pour l'articulation métacarpo-phalangienne de l'indicateur.

Pas de lésions dans la gaîne des extenseurs.

Membre thoracique droit. — A l'avant-bras droit, au niveau des brûlures, on voit plusieurs plaques rouges; à ce niveau on constate de la fluctuation, et en incisant il s'écoule un pus sanieux. Les limites de ces foyers sont indurées et gonflées.

EXAMEN HISTOLOGIQUE. — Sur une coupe fine de tissu lardacé de la région du coude, nous voyons :

1° De grandes cellules plus ou moins arrondies avec un noyau brillant; le protoplasma est transparent; on constate que ce sont des éléments en pleine activité d'évolution.

2° De petites cellules avec un noyau et un nucléole.

3° Des noyaux libres entourés ou non de protoplasma.

4° Une matière granuleuse, albuminoïde.

Ces divers éléments sont placés près les uns des autres, mais ils semblent plus ou moins unis à d'autres *cellules*, qui offrent des prolongements multiples. Ces dernières cellules, par leurs ramifications, constituent une sorte de trame fibrillaire, et quand les cellules sont placées de champ, ou bien qu'elles sont pressées les unes contre les autres, on ne voit que leurs noyaux; dans certains points la teinture ammoniacale de carmin avec l'acide acétique, ne colore que les noyaux, qui sont multipliés.

Au milieu des cellules à prolongements, qui s'intriquent entre elles, on aperçoit des cellules libres sans rameaux et de différentes dimensions, en même temps que quelques fibres élastiques.

Il y a donc là une prolifération abondante. En certains points les capillaires sont gorgés d'hématies et forment des mailles serrées.

Une coupe prise vers la périphérie de la plaque indurée, montre des cellules à noyaux brillants, de dimensions variées; mais elles sont beaucoup moins abondantes que dans le tissu pris au centre de l'induration.

De plus on voit là des cellules de formes très-différentes.

Les unes sont fusiformes plus ou moins aplaties, allongées avec un noyau brillant; d'autres sont arrondies; les unes sont très-elliptiques, d'autres le sont à peine. Il est aussi remarquable que moins elles sont allongées, plus elles sont larges et se rapprochent de la forme périphé_rique; certaines cellules sont arrondies, libres,

Tous ces éléments sont situés entre des prolongements d'aspect fibrillaire.

Il me semble, d'après ces coupes et ces aspects des éléments, que les cellules du tissu connectif, si peu apparentes, dans l'état normal, se sont gonflées, que par places elles sont revenues à l'*état embryonnaire*; mais en ces points il n'y a pas encore de prolifération, et cependant il y a inflammation : c'est la période du retour à l'état embryonnaire, état que je considère comme le *phénomène primordial*, principal de toute inflammation, quel que soit le tissu.

Ces faits, je les ai démontrés à l'aide d'expériences sur différents tissus de certains animaux inférieurs, et par l'examen de nombreuses phlegmasies du tissu connectif sur l'homme (tissu lardacé de phlegmons diffus, tissu de phlegmons simples à la première période, tissu de certains éléphantiasis des membres abdominaux, etc., etc.).

Ce phénomène ne se montre guère que tout à fait vers la périphérie de la plaque; au centre les éléments ont proliféré; ils se sont multipliés; mais probablement alors seulement qu'ils sont revenus à l'état embryonnaire. *C'est là la première condition de la prolifération d'un élément anatomique.*

Dans les points ramollis on trouve du pus sanieux : on voit au microscope de nombreux éléments cellulaires à dimensions variées, des hématies altérées, de la matière colorante du sang, du pigment jaunâtre, de la graisse sous la forme de grosses vésicules et de granulations, des matières protéiques.

Les éléments cellules, qui sont disséminés sur le champ de la préparation, ont des parois à peine visibles, mais des granulations protéiques et graisseuses très-apparentes, et n'offrent pas pour la plupart, sous l'influence de l'acide acétique, les agglomérations centrales de nucléoles qui caractérisent les leucocytes.

Le tissu périarticulaire, qui est rougeâtre, est très-vascularisé, d'aspect jaune purulent en certains points ; on y trouve de nombreux éléments cellulaires grands et petits, libres ou à ramifications ; un grand nombre graisseux, ayant beaucoup d'analogie avec des leucocytes.

Le tissu est boursouflé, induré, ressemblant en certains endroits à du tissu fongueux, développé aux dépens du tissu connectif périarticulaire.

Autour de l'articulation huméro-cubitale on voit des muscles d'un jaune légèrement teinté de rouge et en rapport avec des points purulents d'un blanc jaunâtre.

Au niveau de certaines plaques suppurées, les muscles offrent la même apparence.

Ces muscles présentent des altérations sur une coupe fine du tissu musculaire, qui paraît jaunâtre. On voit des fibrilles à peu près saines, à striation nette.

Mais au milieu on trouve des éléments musculaires, granuleux à aspect *élythroïde*, granuleux à aspect particulier, et sur ces éléments musculaires on distingue des cellules très-nettes avec un noyau, et un nucléole brillant forme par places des agglomérations ; il est évident que ce sont là des *myoclastes* qui ont augmenté de nombre.

Les cellules du périmysium externe sont bien aussi revenues à l'état embryonnaire et ont proliféré par places.

Il y a donc là une myosite des plus nettes.

Les cellules des cartilages sont granulo-graisseuses en certains points ; elles sont devenues sphériques ailleurs et contiennent quatre à cinq éléments, tandis que le tissu fondamental se désagrége, se détruit.

Le tissu spongieux des épiphyses qui confinent aux articulations ouvertes est rougeâtre ; au niveau du périoste existe un tissu vasculaire.

Sur des coupes faites sur l'os épiphysaire, ramolli dans une solution d'acide chromique à 1/200, on voit des éléments cellulaires de 10 à 12/1000 mill. avec ou sans noyaux ; certaines cellules renferment plu-

9

sieurs noyaux : ce sont là des éléments analogues à ceux qu'on retrouve dans la période embryonnaire.

Mais en même temps on constate une raréfaction notable des alvéoles du tissu spongieux, alors que les canaux vasculaires sont amplifiés.

— Si nous résumons les détails principaux de cette observation, nous constatons qu'un homme robuste, très-bien portant, n'ayant aucun antécédent rhumatismal, n'ayant jamais eu de maladie spécifique ou constitutionnelle, éprouve un jour une frayeur excessive, se brûle à l'avant-bras droit, se fatigue pour éteindre le feu d'un incendie, et voit éclater le lendemain les symptômes de sa maladie; il frissonne violemment pendant au moins une heure, il vomit, éprouve du malaise, en un mot il a le début des maladies aiguës fébriles; en même temps surviennent des phénomènes articulaires qui simulent une attaque de rhumatisme articulaire suraigu; les articulations du coude droit, les deux articulations tibio-tarsiennes, les articulations phalangiennes droites, l'épaule du même côté sont prises successivement de douleurs vives, de gonflement, de rougeur. En même temps on constate à la malléole externe, au coude gauche, puis en dernier lieu à l'avant-bras droit, des plaques rouges, indurées, douloureuses; quelques-unes d'entre elles se ramollissent et suppurent.

Les phénomènes généraux paraissent d'abord d'une moyenne intensité : le malade mange une portion; le pouls n'est pas très-fréquent; la température ne dépasse guère 39°,5; il n'accuse que des douleurs modérées dans les jointures; il est calme, et se sent assez bien.

Puis les articulations deviennent rapidement fluctuantes; dès le lendemain de son entrée il était évident qu'il y avait là un processus phlegmasique suraigu qui envahissait tous les éléments des articulations, et surtout des articulations phalangiennes.

M. le docteur Tillaux, appelé par M. Lorain pour donner son avis sur ce cas, qui paraissait autant chirurgical que médical, ne fut pas d'avis d'ouvrir une issue au pus. On se contenta donc d'ordonner des toniques sous toutes les formes.

Enfin, le 1er novembre, les phénomènes généraux prennent un caractère particulier de gravité; le malade a de l'agitation, du subdélirium; la langue est sèche, il est anéanti, la respiration s'accélère;

il tombe dans l'adynamie. Une eschare se développe au sacrum avec une extrême rapidité, et le malade succombe le 2 novembre après une courte agonie.

Obs. II. — Le nommé Marsillac (Joseph), âgé de 18 ans, garçon de cuisine, entre à la salle Saint-Augustin, n° 25, service de M. le docteur Lorain, le 28 novembre 1869.

Ce jeune homme, bien constitué, n'a jamais eu de rhumatisme ni d'antécédents d'affections articulaires dans sa famille; n'a pas eu de blennorrhagie; jamais de dysenterie; a eu quelques angines, qui ont disparu en quatre à cinq jours.

Il y a sept jours, il tombe sur le fourneau de la cuisine d'un restaurant, et se fait une brûlure au troisième degré à l'avant-bras gauche. Il affirme n'avoir eu aucun traumatisme sur le bras droit.

Trois jours après, sans cause connue, il éprouve pour la première fois une douleur vive dans le coude du côté droit; en même temps survient du gonflement, de la chaleur, de la rougeur; des frissonnements se manifestent au début; pendant vingt-quatre heures il n'y eut pas de gonflement.

28 novembre soir. P. 100. T. R. 38°,8. La plaie produite par la brûlure est en voie de cicatrisation. La région du coude droit est énorme; elle est tuméfiée, tendue, rouge; en certains points, on sent manifestement de la fluctuation. L'œdème s'étend aux régions avoisinantes du bras et de l'avant-bras; par la pression, on détermine une douleur très-vive. Le tissu cellulaire circumarticulaire prend une grande part à la phlegmasie, bien qu'il y ait une arthrite suraiguë des plus évidentes. L'avant-bras est dans l'extension, très-légèrement fléchi; on ne peut imprimer aucun mouvement au membre, à cause des douleurs; un peu de stupeur.

29 novembre. P. 96, T. R. 38°,1. Sueurs la nuit; plaque rouge au voisinage des ailes du nez. Même état de la jointure. Onguent mercuriel, larges cataplasmes, vin de Bordeaux.

30 novembre. P. 100, T. R. 38°,1. Les douleurs du coude sont moins vives; le malade ne souffre pas dans d'autres jointures; appétit conservé.

1er décembre. P. 72, T. R. 37°,8. L'état général est meilleur; la plaque rouge de la face suppure.

Soir. P. 104, T. R. 38°,3. La douleur articulaire diminue; pas de frisson.

2 décembre. P. 84, T. R. 38°. Bon sommeil.

Soir. P. 116, T. R. 38°,5.

3 décembre. P. 88, T. R. 37°,3. État général très-satisfaisant.

Soir. P. 100, T. R. 38°,2.

Les jours suivants, pendant une huitaine, il y eut le soir un léger mouvement fébrile.

Le 31 décembre, au moment où nous quittons le service, la tuméfaction a presque disparu; il y a tendance à l'ankylose; mais le processus aigu a cessé; depuis quelques jours, le malade n'éprouve aucune douleur. L'état général est excellent; mais l'avant-bras est toujours dans une position assez vicieuse.

Dans ce cas particulier, nous voyons donc qu'un garçon plein de santé, après une brûlure au troisième degré de peu d'étendue, éprouve trois jours après, sans autre cause connue que sa brûlure, une douleur articulaire; en même temps se manifestent les signes d'une arthrite suraiguë, accompagnée de phénomènes fébriles.

Les symptômes généraux et locaux diminuent assez rapidement, malgré la suppuration probable de l'article, peut-être même de certains points du tissu connectif ambiant.

La guérison s'obtient, *mais avec ankylose.*

Dans cette dernière observation, il semble au premier abord qu'il s'agisse d'une arthrite suraiguë, peut-être produite par le traumatisme, malgré les assertions contraires du malade.

Mais nous relevons diverses circonstances que nous ne pouvons expliquer par la suppuration d'une arthrite traumatique ou non.

Il s'est développé, en effet, une *plaque* rouge, tuméfiée près des ailes du nez, plaque qui a suppuré rapidement, et qui se rapproche des plaques que nous avons observées à l'avant-bras de notre n° 13 de la salle Saint-Augustin.

D'autre part, l'arthrite est franchement aiguë; le tissu cellulaire ambiant est pris; il existe de l'œdème; la suppuration a été rapide. En un mot, elle ressemble par plusieurs caractères à l'arthrite puerpérale; l'arthrite produite par le froid, par un courant d'air, ne présente point ces caractères.

D'ailleurs, chez notre malade, l'ankylose a été la terminaison, tandis que dans l'arthrite par le froid, la guérison, avec conservation de la fonction du membre est la règle.

Il s'agit donc ici d'une arthrite à signes cliniques spéciaux, chez un individu présentant une plaque inflammatoire terminée par suppuration.

Nous pensons encore qu'ici nous avons eu affaire à la même maladie que dans l'observation Ire; heureusement elle a été moins grave, bien qu'il s'en soit suivi de la gêne dans la fonction d'un membre, une demi-ankylose, qu'on traitera maintenant par des moyens appropriés, puisque la période de phlegmasie active est passée.

D'après ces observations, il semble que les phlegmons, les arthrites soient des localisations d'une maladie infectieuse ou d'une intoxication aiguë.

TABLEAU DE LA MALADIE. — A la suite d'un traumatisme, surtout de ces traumatismes qui s'accompagnent d'une fatigue excessive à la suite de brûlures (obs. I et II), on voit quelquefois survenir un frisson, tantôt unique et prolongé; celui du malade de l'obs. Ire a duré une heure; d'autres fois ce sont des frissonnements qui durent un jour ou une nuit (obs. II).

En même temps se produisent du malaise, de la céphalalgie et des vomissements bilieux (obs. I).

Ces accidents se montrent tantôt vingt-quatre heures après l'accident (obs. I), quelquefois trois jours après (obs. II). Ces phénomènes articulaires se développent en même temps (obs. I), ou bien vingt-quatre heures après (obs. II).

Ils consistent en douleurs articulaires lancinantes, parfois excessivement vives, empêchant tout mouvement du membre, et qui ne tardent pas à s'accompagner d'un gonflement notable; les membres deviennent rouges, tendus; plusieurs articulations se prennent à quelques heures d'intervalle, et en vingt-quatre heures on y constate de la fluctuation.

Mais d'autres tuméfactions zonulaires, en plaques, surgissent ailleurs à l'olécrâne, au nez (obs. II) : les unes passent rapidement à la suppuration (obs. I); les autres restent indurées. Elles se développent surtout au voisinage des articulations; elles donnent une sensation de résistance spéciale qui ressemble beaucoup à celle du phlegmon diffus.

Si on incise ces plaques, il en sort un pus mal lié, sanieux.

A toutes ces lésions, se joint un œdème très-étendu dans certains cas : ainsi, dans l'obs. Ire, nous le voyons s'étendre à tout le membre thoracique gauche. En même temps, dans l'obs Ire, il y avait de la rougeur, une certaine tension de la peau qui donnait au membre un aspect tout particulier; l'œdème ressemble à celui qui survient dans la pustule maligne : c'est cette même rougeur avec gonflement considérable ; mais il n'y avait sur le membre aucune eschare qui pût faire songer un instant à cette dernière maladie, que d'ailleurs les antécédents ne pouvaient faire présumer.

Les articulations sont rougeâtres, tuméfiées, rapidement fluctuantes, entourées ou non de plaques indurées ; on sent que les ligaments sont détruits, on fait mouvoir en tous sens les portions de membres et surtout les doigts.

Dans le rhumatisme on ne voit pas cette mobilité anormale, cette destruction rapide des ligaments.

Les phénomènes fébriles sont tantôt peu accusés au début : Dans l'Obs. Ire le pouls est à 102, dans l'obs. IIe à 100 ; tandis que la température rectale est à 39°,3 dans l'obs. Ire, à 38°,8 dans la IIe ; ce sont donc des phénomènes fébriles modérés.

Mais bientôt les accidents généraux acquièrent une grande intensité ; dans l'obs. Ire le malade meurt le douzième jour de sa maladie avec 41°,4 et un pouls à 112. Le malade de l'obs. IIe a guéri ; le maximum de la température n'a été que de 38°,8 ; le pouls s'éleva à 116 ; cependant il avait conservé pendant longtemps de la fièvre le soir.

Le délire et l'agitation apparaissent souvent à la fin et préludent à la terminaison fatale.

A côté de cette variété typique que nous venons de décrire, où l'on voit les malades tantôt succomber, tantôt guérir, mais avec des désordres plus ou moins considérables, il existe d'autres cas où l'un ou l'autre des éléments de la maladie manque. Tantôt c'est l'élément arthritique, tantôt l'élément phlegmoneux ; de là deux autres variétés : la forme arthritique et la forme phlegmoneuse.

2° FORME ARTHRITIQUE.

L'observation de M. Archambault nous en fournit un exemple :

Cette troisième observation, qui offre une certaine analogie avec les faits précédents, a été publiée (1) sous le nom de rhumatisme articulaire aigu suppuré ; cependant ce savant observateur a bien vu qu'il y avait dans ce cas une certaine difficulté d'interprétation, puisqu'il hésite à se prononcer entre un rhumatisme et une arthrite multiple suraiguë.

---

(1) Union médicale, 1854, p. 63.

RHUMATISME ARTICULAIRE AIGU SUPPURÉ.

Obs. III. — Le nommé Louis M..., âgé de 12 ans et demi, peu développé, maigre, mais habituellement bien portant, n'ayant jamais été malade, entre le 3 juillet 1852 au n° 17 de la salle Saint-Jean (hôpital des Enfants malades), service de M. Blache.

Le lundi 28 juin, le patron de ce garçon l'a envoyé deux fois, coup sur coup, faire la course de Grenelle à la Bastille par une chaleur excessive. De retour pour la seconde fois, l'enfant, après avoir bu une grande quantité d'eau froide, est allé se coucher sur un tas de copeaux, où il s'est endormi, exposé au courant d'air de deux portes. La nuit suivante, Louis est pris de fièvre vive et d'une douleur extrêmement violente dans les deux genoux. Le matin, ces deux articulations sont rouges, notablement tuméfiées, ne peuvent exécuter le plus léger mouvement, être soumises à la moindre pression, sans une douleur atroce. A partir de ce moment, le malade garde le lit avec une fièvre continue, intense. Dans la nuit du 29 au 30, les deux jointures tibio-tarsiennes se prennent de la même façon que les genoux.

Le 3, jour de l'entrée, les deux articulations fémoro-tibiales sont très-douloureuses; le moindre mouvement arrache des cris; la tuméfaction et la rougeur sont considérables; il en est de même pour les articulations tibio-tarsiennes; la jointure du doigt annulaire avec le métacarpien présente le même état.

T. A. 39°,6 centig., P. 116 puls. régulières, 49 inspirations, respiration normale, rien au cœur.

Langue large, sale, pas de vomissements. (Traitement : calomel 0,10 centig. en dix paquets, tisane, diète.)

Le 4, agitation, un peu de délire; les deux genoux sont plus gonflés; la coloration rouge a pris une teinte violacée. (Sulf. quinq. 1 gr. en vingt-quatre heures, baume tranquille, etc.)

Le 5, délire et agitation toute la nuit. Face altérée, langue sèche, gencives fuligineuses. T. A. 39°,2.

P. 112. La coloration rouge des articulations offre une teinte noirâtre comme gangréneuse.

Soir. Le délire a un peu diminué, le malade va sous lui. Les veines voisines des articulations malades ressemblent tout à fait à celles que l'on observe en été sur les cadavres qui entrent en putréfaction.

Le 6 matin, délire et agitation. T. A. 40°,2, pouls petit.

Le gonflement articulaire s'est affaissé et l'épiderme est ridé au pied et au doigt malades; au toucher mollesse pâteuse de certaines gangrènes.

Mort à une heure de l'après-midi.

Doigt annulaire; l'épiderme se détache facilement; le derme est noir et résistant. Au-dessous le tissu cellulaire est grisâtre, sillonné par de petits vaisseaux noirs; il est très-friable, présente de petites collections purulentes, à liquide épais, phlegmoneux. L'articulation contient du pus jaunâtre : le cartilage est tomenteux et dépoli. Pas de suppuration dans la gaîne de l'extenseur.

Articulation tibio-tarsienne droite : mêmes particularités que pour le doigt par l'épiderme et le derme, pas de pus dans le tissu cellulaire. La gaîne des péroniers latéraux est remplie d'un pus épais.

L'articulation contient du pus. La surface des cartilages est dépolie, tomenteuse. La synoviale est injectée, épaissie. Les parties molles qui entourent l'articulation sont injectées, hypertrophiées et friables.

Genoux. Le tissu cellulaire est grisâtre, ne contient pas de pus; il en est de même pour les gaines tendineuses. Pus dans l'articulation. Les cartilages sont recouverts d'une bouillie purulente. Nulle part on ne constate d'ulcération. Epaississement de la synoviale.

Poitrine. Le péricarde est sain. Le cœur est d'un volume moyen; il n'existe de caillots ni dans l'intérieur de ses cavités ni à ses orifices. L'endocarde ne présente pas de traces d'inflammation. Les valvules examinées avec soin nous offrent leur délicatesse et leur souplesse normales. Les poumons sont un peu congestionnés, mais parfaitement crépitants.

La rate et le foie sont un peu volumineux, mais sains. Les méninges n'offrent rien à remarquer. La substance cérébrale est ferme, piquetée sur ses coupes, sans aucune altération autre.

Nous voyons donc ici un garçon âgé de 12 ans et demi, d'un tempérament lymphatique, se fatiguer outre mesure par un soleil ardent du mois de juin, s'endormir ensuite, après avoir bu beaucoup d'eau froide, exposé au courant d'air de deux portes; voilà autant de circonstances qui doivent entrer en ligne de compte dans l'étiologie de la maladie qui a atteint cet enfant.

La nuit suivante, la fièvre s'allume et les phénomènes articulaires apparaissent, les deux genoux sont rouges, douloureux et tuméfiés.

Le lendemain les deux jointures tibio-tarsiennes se prennent de la même manière.

Le jour suivant (3 juillet), lors de son entrée à l'hôpital on constate, indépendamment de ces symptômes, que l'articulation métacarpophalangienne de l'annulaire est également prise. Aucun phénomène cardiaque.

Puis l'état général s'aggrave rapidement, le délire et l'agitation surviennent le 4, et le malade succombe le 6 juillet à une heure de l'après-midi.

A l'*autopsie* on trouve du pus dans les deux genoux, sans altération apparente des cartilages.

Vers l'articulation tibio-tarsienne droite on rencontre du pus dans le tissu cellulaire et dans la gaîne des pérouiers latéraux ; c'est une phlegmasie cellulaire autour de l'articulation.

Les parties molles avoisinant la jointure sont injectées, hypertrophiées et friables; partant il nous semble que cette lésion se rapproche beaucoup des lésions péri-articulaires que nous avons signalées dans la première observation.

Pus dans l'articulation métacarpo-phalangienne de l'annulaire, avec petites collections purulentes dans le tissu cellulaire ambiant, qui est friable.

Aucune lésion cardiaque.

—Dans cette observation, l'auteur éloigne l'idée d'une infection purulente.

Puis il s'adresse cette question : Est-ce du rhumatisme terminé par suppuration?

« Admettre une semblable opinion, ce serait heurter trop violemment les idées reçues aujourd'hui sur la terminaison possible du rhumatisme. »

Je repousse ici l'idée de rhumatisme pour une autre raison (puisque j'admets le rhumatisme articulaire aigu suppuré), c'est que je trouve en dehors des articulations de petits foyers purulents, et autour de certaines jointures le tissu cellulaire est hypertrophié et friable. Je rencontre de plus du pus dans la gaîne des péroniers latéraux. Pas de lésions cardiaques ; on constate également une rougeur noirâtre, comme gangréneuse, autour de certains articles. Sont-ce là les caractères du rhumatisme suppuré? En consultant les observations incontestables de rhumatisme suppuré, nous ne trouvons aucun fait semblable.

Le même auteur ajoute plus loin : Faut-il admettre une arthrite multiple suraiguë? M. Archambault n'ose se prononcer.

Il ne s'agit pas ici encore de rhumatisme suppuré; nous en avons donné les raisons plus haut.

Le mot arthrite multiple ne nous satisfait pas davantage ; car il y à autre chose que l'arthrite, puisque les gaines de certains muscles sont suppurées.

Ici encore c'est une maladie spéciale; c'est un cas de maladie arthritique où les lésions sont généralisées, et dans lequel un grand nombre de jointures ont été prises; mais il est des observations où la lésion n'occupe qu'une seule jointure avec ou sans lésions des séreuses.

L'arthrite prend un caractère subaigu; au début, les phénomènes généraux sont peu accusés. Les douleurs articulaires sont cependant assez vives, et bientôt on reconnaît manifestement la purulence de l'épanchement articulaire, surtout quand la phlegmasie a envahi les tissus périarticulaires, soit que la capsule se soit rompue, soit que les tissus se soient enflammés par voisinage; il est à remarquer que les gaines musculaires sont principalement le siége des fusées purulentes consécutives. (Ex. obs. III.)

L'épanchement des séreuses prend quelquefois le caractère franchement purulent; d'autres fois il l'est à peine, et le liquide est peu abondant.

3° Forme phlegmoneuse.

Dans certains cas l'inflammation siége encore près des articulations, et pourrait faire croire à une lésion de ces dernières, si l'on ne faisait point un examen attentif des altérations.

Quelquefois les plaques phlegmasiques, indurées ou suppurées, sont disséminées, n'ayant pas nécessairement des rapports avec les articulations.

Ces altérations peuvent se rencontrer chez de très-jeunes enfants : ici on trouve plus souvent que chez l'adulte, au niveau des plaques ou en dehors, des marbrures, des sortes d'ecchymoses plus ou moins nombreuses.

Dans un article intitulé : *Des maladies aiguës des articulations avec production de pus, simulant le rhumatisme*, M. Délioux de Savignac (1) rapporte deux observations; dans la première on remarque les caractères cliniques d'un rhumatisme articulaire aigu suppuré; mais la deuxième, qui est celle que je rapporte ici, me semble offrir

---

(1) Délioux de Savignac, Union médicale, 1854.

de grandes analogies avec la maladie que j'ai voulu signaler dans ce travail.

M. Délioux de Savignac ne pense pas qu'il s'agisse, dans ses deux observations, de rhumatisme articulaire aigu suppuré, parce qu'il ne croit pas que le rhumatisme puisse suppurer : « Le rhumatisme, maladie distincte de l'inflammation, et composée de deux éléments : l'un névropathique, l'autre fluxionnaire, est de sa nature incompatible avec une terminaison par suppuration (1). »

C'était d'ailleurs l'opinion de Chomel et de Grisolle. Nous verrons plus loin ce qu'il faut en penser. Voici la deuxième observation de M. Délioux :

Obs. IV. — Frédéric, âgé de 18 ans, novice à bord du vaisseau l'*Austerlitz* en rade de Cherbourg, entre à l'hôpital le 27 juillet 1853, malade depuis deux jours. Sa maladie, sur l'étiologie de laquelle il ne peut fournir aucun renseignement, a débuté par un frisson, et depuis il a eu constamment de la céphalalgie. Aujourd'hui il se plaint surtout d'une douleur vive avec gonflement à la partie externe du poignet gauche; le pouls est à 75, régulier sans développement exagéré ; température de la peau normale; langue blanche et un peu sèche, la soif vive. Il y a eu, la nuit précédente, de nombreuses selles liquides; gargouillement dans la fosse iliaque droite sans douleur. *Traitement.* Diète, eau gommée, douze sangsues autour du poignet.

28. Peau chaude, accélération du pouls, agitation et délire pendant la nuit; cinq à six selles liquides, gonflement du poignet moindre, pas de toux, pas d'oppression, rien d'anormal dans les bruits du cœur.

Soir. Abdomen un peu météorisé, indolore, langue rouge aux bords, blanche au centre.

Trois selles liquides.

29 soir. Le gonflement du poignet augmente; il remonte le long du radius et présente une fluctuation obscure; en outre l'articulation métacarpo-phalangienne de l'index est un peu tuméfiée et douloureuse; enfin mêmes symptômes autour de la malléole externe de la jambe gauche.

Onctions mercurielles.

30. Le gonflement a envahi la main; la rougeur a pâli; mais elle est très-marquée à l'articulation métacarpo-phalangienne de l'index et à la malléole. Tache rouge entre l'olécrâne et la tubérosité externe de

---

(1) Délioux, *loco citato.*

l'humérus, pouls à 100. 60 centigr. de calomel en quatre prises, saignée 300 gr.

31. Pouls à 100 ; fluctuation plus sensible au poignet près du radius. Calomel 0,60 centigr.

Soir. Pouls à 112, sueur générale ; une incision pratiquée au côté externe de l'articulation radio-carpienne ne donne issue qu'à un sang clair et séreux, sans trace de pus.

1ᵉʳ août. Le gonflement du poignet et de la main a un peu diminué. Un peu de salivation mercurielle.

Saignée de 300 gr., 2 pil. de vératrine de 5 milligr.

2 août. Pouls petit, fréquent, respiration courte, embarrassée, urines involontaires, prostration.

Le malade expire à deux heures de l'après-midi.

AUTOPSIE trente heures après la mort. — Aucune lésion appréciable au crâne et à l'abdomen. Adhérences pleurales anciennes ; mucosités purulentes dans les bronches et dans la trachée ; poumons sains.

Membres : 1° Gonflement considérable et infiltration œdémateuse du bras gauche ; abcès considérable à la partie inférieure du radius, ayant détruit le périoste et dénudé l'os, se prolongeant en haut jusqu'à 15 centim. entre deux couches des fléchisseurs ; cet abcès contient 120 à 130 gr. d'un pus blanc, épais, inodore, offrant tous les caractères du pus phlegmoneux.

2° Petit abcès près de l'articulation métacarpo-phalangienne gauche, au dos de la main.

3° Au-dessus de la malléole externe gauche, troisième abcès, contenant comme les autres un pus phlegmoneux, remontant jusqu'au quart inférieur de la jambe, et ayant rongé le périoste et dénudé le péroné dans l'espace d'environ 10 centim.

Tous ces abcès sont extérieurs aux articulations, et leur pus n'y pénètre pas ; les articulations ne présentent aucune trace d'inflammation.

Rien aux environs ni dans l'intérieur de l'articulation huméro-cubitale gauche.

Les veines, observées avec soin (ce qu'on avait omis de faire dans la première observation), ne contiennent point de pus et n'offrent aucune trace d'inflammation.

En résumé, voilà un jeune homme bien portant, qui est pris de symptômes que nous voyons habituellement se déclarer au début des maladies aiguës ; toutefois le pouls est peu fréquent (75 pulsations par minute) ; la peau est normale. Le troisième jour, il voit survenir un gonflement à la partie externe du poignet gauche et de la diarrhée ; la langue est un peu sèche. D'une manière générale, ces premiers accidents ne paraissent pas d'une extrême gravité ; ils sont trompeurs ; car dès le lendemain l'appareil fébrile se développe; le malade est agité; il délire, sans qu'on puisse attribuer ces troubles à une lésion viscérale.

Le troisième jour de son entrée à l'hôpital, l'articulation métacarpophalangienne de l'index se tuméfie et devient douloureuse; mêmes signes autour de la malléole externe gauche.

En même temps que se manifestent ces phénomènes inflammatoires, on constate une *nouvelle plaque rouge*, avec tuméfaction au niveau de l'olécrâne.

De la fluctuation se montre en ces divers points; enfin le malade tombe dans l'adynamie et succombe le 2 août.

A l'autopsie, M. Delioux ne trouve aucune lésion viscérale; rien au cœur; les articulations sont à peu près saines; mais le bras gauche est œdématié; à sa partie inférieure existe un abcès considérable avec dénudation du radius. Il existe deux autres abcès, l'un près de l'articulation métacarpo-phalangienne gauche de l'index, l'autre au-dessus de la malléole externe; pas de phlébite.

I. — M. Délioux de Savignac, dans quelques lignes de réflexions sur deux observations (l'une d'elles est la quatrième de ce travail) de maladies articulaires terminées par suppuration, conclut qu'il ne s'agit pas là de rhumatisme, mais de polyarthrites, par la seule raison que le vrai rhumatisme ne suppure jamais.

La terminaison possible du rhumatisme par suppuration ne saurait être niée aujourd'hui. Depuis la discussion à l'Académie de médecine en 1850, on a pu observer des cas de vrais rhumatismes articulaires suppurés.

Les faits de Bouillaud (1), d'Andral (2), de Ripoll (3), de Caron (4), en sont des exemples.

L'année dernière, j'en ai observé, avec M. Lorain, un cas remarquable, qui s'est terminé par la mort en peu de jours. M. le docteur Guyot, présent à l'autopsie, a constaté avec nous les caractères purulents des épanchements articulaires; l'examen histologique les a démontrées tel. On a trouvé de plus une endocardite aiguë intense valvulaire et ventriculaire. Mais les signes cliniques de ces rhumatismes sont bien différents de ceux que nous voyons dans les observations citées dans ce travail.

---

(1) *Traité du rhum. art. aigu*, p. 17.
(2) Union médicale, p. 387.
(3) Union médicale, 1850.
(4) Union médicale, 1853.

Ce sont des types de rhumatismes suraigus avec sueurs profuses, gonflement, pâleur spéciale de la peau qui recouvre les articulations, douleurs vives à variations irrégulières ; il se fait assez rapidement des poussées phlegmasiques.

Le tissu cellulaire péri-articulaire est un peu congestionné, mais non suppuré ; la capsule ne se rompt point.

D'ailleurs la variabilité, la succession des phénomènes articulaires avec la teinte anémique, si facile à reconnaître, plaident trop en faveur d'une affection rhumatismale.

La première observation de M. Délioux est un cas de rhumatisme articulaire suppuré ; autour des jointures, comme dans le tissu cellulaire placé ailleurs, on ne trouve point de phlegmasie ; les lésions sont uniquement articulaires, et plusieurs jointures, qui avaient été douloureuses et tuméfiées, n'offraient aucune lésion apparente à l'œil nu. Ce fait est en faveur du rhumatisme.

Dans sa deuxième observation, au contraire (voir notre observation IV), nous voyons bien de la rougeur, de la tuméfaction autour de l'articulation métacarpo-phalangienne de l'index gauche ; mais on constate en même temps de l'œdème du bras gauche, une induration en plaque à l'extrémité inférieure et externe du radius, et à l'autopsie ces plaques sont suppurées, excepté celle qui se trouve au niveau de l'olécrâne ; les articulations paraissent saines, nulle lésion cardiaque.

Il est impossible de regarder cette observation comme un cas de rhumatisme suppuré ; on peut encore moins le considérer comme un cas de polyarthrites ; il n'y a pas de lésion apparente articulaire.

Est-ce un phlegmon diffus ? Le phlegmon se produit en un point, et gagne ensuite par continuité de tissu ; ce serait plutôt une multitude de phlegmons diffus, une diathèse, en quelque sorte de phlegmasique diffuse. Mais le processus inflammatoire de l'observ. IV offre quelques caractères cliniques spéciaux, puisqu'il se développe de préférence soit au voisinage, soit autour des jointures ; il se produit en un point, puis rayonne dans diverses directions par continuité de tissu, s'étend au périoste, dénude les os, etc., etc.

S'agit-il de périostite primitive ? On pourrait le croire pour l'abcès situé à la partie inférieure du radius ; mais indépendamment de la notion clinique, qui semble indiquer que la phlegmasie a été d'abord superficielle, nous voyons les autres noyaux indurés être si-

tués en dehors du périoste, et celui de l'articulation métacarpo-phalangienne, et celui de l'olécrâne. On ne peut pas croire davantage
à la maladie farcino-morveuse.

Aucune de ces suppositions ne pouvait nous satisfaire; nous sommes donc conduit à penser qu'il s'agit ici d'une affection spéciale.

II. — A un point de vue général, ces divers cas, dans leur ensemble, sont dissemblables à certains égards; mais les analogies
l'emportent sur les différences; les conditions étiologiques notam-
ment ont une grande similitude.

Ces considérations nous ont engagé à rapprocher et à réunir ces
diverses observations sous un même titre.

La première est un type de la maladie, que nous décrivons : lésions articulaires développées rapidement; arthrites suraiguës avec
purulence sanieuse des articulations; destruction complète et rapide
des cartilages diarthrodiaux, plaques ou zones inflammatoires terminées rapidement par suppuration sanguinolente, tandis qu'à côté
on voit des plaques indurées ne suppurant pas. Symptômes généraux paraissant plus graves au début : toux, pas ou peu de sueurs
(il en est tout autrement chez un rhumatisant), puis adynamie avec
quelques troubles nerveux vers la fin de la maladie. Lésions survenant à l'occasion d'un traumatisme, d'une fatigue, d'une brûlure.

Dans le deuxième exemple que nous signalons, nous ne trouvons
comme cause des accidents qu'une brûlure. Ici nous voyons survenir
une arthrite suraiguë avec phlegmasie du tissu connectif ambiant et
plaque suppurative sur la région nasale.

Dans l'observation III, l'enfant s'est fatigué, et c'est à la suite de
cette fatigue excessive que se sont développées les arthrites multiples à caractères spéciaux, à suppuration rapide; en même temps
que le tissu lamineux périarticulaire participe à l'inflammation.

Dans la quatrième, les lésions articulaires manquent; mais les
zones multiples, phlegmasiques sont très-développées, le processus
a même atteint le périoste; les phénomènes généraux sont les mêmes,
bénins au début, le pouls est à 75; ils acquièrent de l'intensité à la
fin, et la terminaison a été semblable; la suppuration a été rapide :
en un mot le tableau est complet, sauf les lésions articulaires. Il
existe d'ailleurs une plaque non suppurée au niveau de l'olécrâne;
c'est une variété de la même maladie.

Quant au traitement, on pourrait discuter longuement sur ce sujet; mais quand les lésions sont très-étendues comme dans notre observation I", on doit se demander si le chirurgien doit intervenir.

Lorsque la lésion est plus localisée, occupe une grande jointure, il sera peut être utile d'évacuer ce liquide purulent à l'aide d'une ponction. Peut-être même faudra-t-il ouvrir une large issue au pus, faire des lavages répétés, immobiliser l'article dans une position convenable.

Quant aux questions d'amputation ou de resection, il convient d'être très-réservé.

Il s'agit ici d'une maladie *totius substantiæ*. Il peut même exister des lésions viscérales (pleurésie, endo-péricardite), qui viennent poser une contre-indication.

CONCLUSIONS.

Il existe donc une maladie à physionomie spéciale caractérisée par des lésions articulaires et phlegmoneuses, qui ont entre elles de grandes analogies; je propose de la désigner sous le nom de maladie arthrito-phlegmoneuse.

Elle comprend trois formes :

1° La forme typique *arthrito phlegmoneuse*, qui est caractérisée par un mouvement fébrile modéré; des arthrites suraiguës et suppurées avec destruction rapide des cartilages et ostéite épiphysaire ; par des plaques indurées et suppurées en certains points, plaques qui rappellent par leur aspect celui du phlegmon diffus, et qui se développent dans le tissu cellulaire sous-cutané.

2° La forme *arthritique*, qui est constituée par des arthrites aiguës suppurées et des phlegmons du tissu connectif circumarticulaire avec ou sans rupture de la capsule; quelquefois on observe des lésions suppuratives dans les séreuses splanchniques.

3° La forme *phlegmoneuse* qui est accusée par une inflammation suppurative du tissu cellulaire périarticulaire sans lésion des jointures; la suppuration peut envahir les gaines musculaires voisines.

Cette maladie est distincte du rhumatisme et semble se développer sous l'influence de fatigues excessives, de certains traumatismes, de brûlures, parfois même la cause reste inconnue.

CHAPITRE II.

Ces états pathologiques n'ont pas été étudiés dans notre travail de 1872 : *Essai sur le puerpérisme infectieux.*

On se sert tous les jours en pathologie des mots éruptions scarlatinoïdes, pour désigner des érythèmes qui ont une certaine analogie avec l'éruption de la scarlatine, mais dont la nature est tout à fait différente.

De même, quand j'emploie le terme rhumatoïde, j'entends parler de phénomènes qui présentent une certaine analogie avec ceux du rhumatisme, mais qui en diffèrent par leur nature.

Que le mot rhumatoïde s'applique à la dysentérie, à la blennorrhagie, il a toujours pour moi le même sens.

L'état puerpéral a été l'objet d'interprétations bien diverses. Ses limites ont été discutées et différemment posées par les pathologistes.

L'état puerpéral ne comprend que la grossesse; les premiers jours de l'accouchement en sont la période de réparation.

L'allaitement constitue un état spécial, qui est loin d'engendrer les mêmes affections. Il doit être examiné à part.

L'état puerpéral produit de toutes pièces des néphrites, des affections cardiaques, des arthrites, etc.

Les premiers jours de la parturition peuvent être considérés comme une période de réparation, de transition entre l'état puerpéral et l'allaitement. C'est la convalescence de l'état puerpéral, mais aussi c'est le moment critique. Comme le convalescent, la femme, après l'accouchement, est sensible à tous les agents nuisibles; de plus, elle a une plaie utérine qui se répare; elle en subit les conséquences.

C'est à ce moment que le rein, le foie, les arthrites même, survenues pendant la grossesse, se modifient, se guérissent.

Car alors l'aphorisme *sublata causa tollitur effectus* est dans toute sa vigueur.

A cette époque, il ne s'agit plus d'état puerpéral, les maladies qui surgissent sont accidentelles : la femme de la campagne y échappe, tandis que la femme de nos Maternités en est souvent atteinte ; il existe donc une différence radicale entre les états morbides engendrés par la grossesse ou état puerpéral proprement dit, et ceux qui arrivent après l'accouchement.

Les accidents post-puerpéraux sont ou traumatiques ou spontanés.

Parmi ces derniers, je compte surtout les phénomènes auxquels je donne le nom de puerpérisme infectieux, c'est-à-dire accidents d'infection survenus chez les nouvelles accouchées.

Cet état morbide peut présenter des degrés divers dans ses manifestations, et comprend trois groupes principaux :

1° Le puerpérisme infectieux suraigu ;

2° Le puerpérisme infectieux aigu ;

3° Le puerpérisme chronique.

Dans la première catégorie, je comprends la *grande puerpéralité ;* tous les cas désignés sous le nom de fièvre puerpérale.

Dans la deuxième division, j'y place la *petite puerpéralité*, qui est fréquente dans nos hôpitaux. Et encore ici que de degrés ! que de formes diverses ! Ce sont des sortes de petites épidémies où la mortalité est à peu près nulle : dans certaines, ce sont les primipares qui sont surtout atteintes, d'autres fois primipares et multipares sont prises d'accidents infectieux, dont elles guérissent le plus souvent.

Enfin, dans la troisième catégorie, je comprends ces cas d'infection à marche lente, dont le début est insidieux, à peine marqué, s'accompagnant de recrudescences : la guérison est encore ici la règle.

Cette division est d'une importance capitale au point de vue clinique, car le pronostic peut être souvent porté dès les premiers jours.

Dans un autre travail, j'exposerai plus longuement ces différentes manières d'être de l'infection puerpérale ; je ne veux m'occuper ici que d'une manifestation arthropathique ou rhumatoïde de cet état général.

- Il y a donc pour nous : 1° un état puerpéral proprement dit, qui est l'état de grossesse ; 2° un puerpérisme infectieux, qui comprend les phénomènes fébriles d'une nature particulière qui surviennent après l'accouchement.

Je donne à cette localisation du côté des jointures le nom de *rhumatoïde*, parce qu'il y a une certaine analogie avec les arthrites rhumatismales, bien qu'il n'y ait point identité de nature; il ne s'agit point en effet de rhumatisme.

Dans l'état puerpéral comme dans le puerpérisme, comme dans la blennorrhagie, on peut voir survenir un rhumatisme articulaire modifié par ces maladies; alors au milieu du rhumatisme, il se fera une localisation unique, le rhumatisme poly-articulaire deviendra mono-articulaire avec toutes ses conséquences, mais la malade portera toujours le cachet rhumatismal, et le diagnostic sera le plus souvent possible.

D'autres fois, le rhumatisme suivra son cours normal : ici, la puerpéralité n'aura joué aucun rôle; c'est une simple coïncidence.

Pourquoi tantôt ces états morbides modifient-ils le rhumatisme, tandis qu'ils n'ont pas le même pouvoir dans d'autres cas, en apparence semblables ? Je n'ai ici aucune réponse, je n'en sais absolument rien, le fait existe.

Mais la femme enceinte peut être prise d'arthrites à caractères cliniques spéciaux, à marche lente, rebelles à tous les traitements, et ne disparaissant qu'après l'accouchement. Pour moi ce sont des arthropathies nées sous l'influence de l'état puerpéral.

Après l'accouchement, on voit aussi apparaître des arthrites : ce sont des manifestations du puerpérisme infectieux. Elles existent avec ou sans phlébite utérine.

Enfin pendant l'allaitement, il peut survenir des arthrites qui sont complexes. Tantôt c'est un rhumatisme articulaire aigu, qui m'a paru s'accompagner souvent de localisations cardiaques; tantôt ce sont des arthrites qui sont fréquemment d'origine génitale, car en examinant les malades au spéculum, on trouve un col utérin granuleux, de la leucorrhée plus ou moins abondante.

Ainsi, l'état puerpéral et ses dépendances peuvent s'accompagner de phlegmasies articulaires de natures très-diverses.

Les unes sont franchement puerpérales ou tiennent au puerpérisme infectieux, ou à l'état particulier que crée l'allaitement,

Ou bien ce sont des arthropathies étrangères à l'état puerpéral, produites soit par le rhumatisme, soit par la scrofule,
et qui sont influencées ou non par la puerpéralité.

Dans ce travail je m'occuperai : 1° des manifestations rhumatoïdes de l'état puerpéral ; 2° de celles du puerpérisme
infectieux subaigu ; 3° de celles du puerpérisme chronique.

§ 1ᵉʳ. — MANIFESTATIONS RHUMATOÏDES DE LA GROSSESSE.

Ces arthropathies ne sont pas d'une extrême fréquence,
puisque, dans l'espace de deux ans, je n'ai recueilli que quatre
observations ; mais leur uniformité, leur ressemblance m'a
fait penser qu'il s'agit bien là d'arthrites puerpérales.

C'est surtout M. le docteur Lorain qui a appelé l'attention
sur ces faits, dont il a donné un pronostic fort exact.

Voici deux observations que j'ai recueillies dans le service
de M. Lorain, à l'hôpital Saint-Antoine, en 1869 :

ARTHRITE SURVENUE PENDANT LA GROSSESSE.

OBS. I. — La nommée Moitier, âgée de 33 ans, blanchisseuse,
est entrée à l'hôpital de la Pitié, le 17 novembre 1869, pour une
arthrite du poignet droit.

Cette femme, brune, d'une constitution robuste, n'a jamais eu
de manifestations scrofuleuses, ni d'antécédents de même nature,
dans sa famille ; elle a un frère qui jouit d'une très-bonne santé.

Elle n'a pas eu d'affections de la peau, ni de maux de gorge.

Rougeole à l'âge de 5 ans (1).

Cette femme a habité, au second étage, un logement très-sain ;
elle repasse le linge depuis l'âge de 15 ans, et n'a jamais été à l'humidité.

D'ailleurs elle n'avait jamais eu ni palpitations, ni gastralgie, ni
dyspepsie, ni douleurs musculaires ou articulaires, quand, au cinquième mois de sa grossesse, elle fut prise de frissonnements, de

---

(1) Elle n'aurait jamais eu de pertes blanches, ni aucune affection des parties génitales ; point d'adénite inguinale.

toux légère, ce qui lui fit penser qu'elle avait une fièvre de rhume.

Le surlendemain, elle éprouva des douleurs vives dans le poignet droit ; elle ne pouvait exécuter aucun mouvement.

En même temps, la région avait augmenté de volume ; elle était tendue et rouge.

Elle consulta un médecin de la ville, qui lui fit mettre des cataplasmes pendant quinze à dix-huit jours, avec de l'onguent mercuriel.

Puis il lui fit appliquer plusieurs vésicatoires.

Tous ces moyens de traitement ne procurèrent à la malade aucun soulagement.

Cette médication par les révulsifs dura deux mois sans résultats.

A cette époque, elle se décida à entrer à l'hôpital de la Pitié, où l'on renouvela les vésicatoires à plusieurs reprises ; enfin on lui appliqua un appareil inamovible.

Un mois après, époque à laquelle nous la voyons, elle offre l'état suivant :

15 janvier 1870. Elle est accouchée depuis huit jours. Les suites de couches ont été régulières ; mais l'articulation du poignet présente une tuméfaction notable, avec une teinte d'un blanc mat : ce qui prédomine, c'est de la roideur articulaire ; les mouvements sont encore assez douloureux. On lui applique encore un appareil inamovible.

Il nous semble que, dans cette observation, il est impossible de faire intervenir une autre cause que l'état puerpéral. Point de scrofule, pas même de tempérament lymphatique.

Peut-on admettre que la scrofule a été tardive et que c'est la première manifestation ? Mais ce n'est point la forme de l'arthrite scrofuleuse : ce ne sont point ces jointures volumineuses avec des empâtements, et qui présentent des caractères si spéciaux.

Point de blennorrhagie.

Aucune action du froid appréciable pour la malade.

Point de rhumatisme vrai.

Peut-être pourrait-on admettre qu'il s'agit là encore d'une première manifestation rhumatismale. Mais une arthrite, qui tend à se terminer par ankylose, qui dure des mois, malgré les médications les plus énergiques et les mieux instituées, qui ne s'accompagne ni de douleurs musculaires, ni articu-

laires; cette arthrite, dis-je, s'éloigne des arthrites rhumatismales.

De plus, quand on rapproche ce fait de ceux déjà connus,
de ces arthrites qui surviennent chez les femmes enceintes, et
qui durent des mois, malgré tous les traitements les plus ra-
tionnels, on est bien près d'admettre des arthrites spéciales engendrées par la grossesse.

ARTHRITE SURVENUE PENDANT L'ÉTAT PUERPÉRAL PROPREMENT DIT.

Obs. II. — Le 24 décembre 1869, est entrée à la salle Ste-Mar-
guerite, hôpital Saint-Antoine (service de M. Lorain), une femme
âgée de 20 ans.

Elle n'a jamais été malade, a eu une bonne grossesse; pas d'antécédents scrofuleux, ni pour elle ni dans sa famille. Sa mère aurait eu quelques douleurs vagues non articulaires.

Il y a trois mois et demi, elle est entrée à la salle Sainte-Jeanne,
n° 15, service de M. le Dr Bucquoy, pour s'y faire soigner d'une
arthrite du poignet droit.

Cette affection était survenue peu de temps avant son entrée à
l'hôpital : elle était alors enceinte de cinq mois et demi.

Au début, le cou-de-pied gauche a été un peu douloureux, mais
à peine gonflé, tandis que, à la même époque, le poignet droit est
devenu gros, tuméfié et très-douloureux.

A son entrée, la période aiguë était passée : on lui appliqua un
appareil inamovible, qui a été renouvelé plusieurs fois.

Quand elle vint accoucher à Sainte-Marguerite, le 24 décembre,
elle avait encore son appareil.

L'article est dans l'état suivant :

La jointure tibio-tarsienne gauche est absolument intacte; d'ailleurs la malade raconte que les douleurs de cette articulation
avaient vite cessé.

Le poignet droit est encore un peu tendu; il existe encore une
légère induration, un empâtement périarticulaire : les mouvements
sont encore un peu difficiles.

Elle éprouve des douleurs lombaires depuis le matin. Elle accou-
che normalement, le 25, d'un enfant bien portant et à terme.

Au moment de l'accouchement, le pouls est à 68 et la température à 37°,8.

Elle n'aurait jamais souffert en urinant et n'a jamais été soignée
pour une affection génitale. N'a pas froid.

Pendant sa grossesse, elle a eu beaucoup de flueurs blanches ; à partir du sixième mois, des douleurs assez vives. A l'auscultation, prolongement du premier bruit à la base. Pas de coït pendant sa grossesse.

Après son accouchement, elle est transportée à la salle Sainte-Jeanne, où nous la perdons de vue.

Ici encore, on ne peut assigner à cette arthrite aucune autre cause que l'état puerpéral, où se produisent des phénomènes chimiques si spéciaux dans la respiration, le sang et les urines.

En second lieu, pourrait-on croire qu'il s'agit ici d'une arthrite blennorrhagique ? Mais nous opposons ce fait que l'écoulement vaginal n'a jamais présenté les caractères des pertes que l'on observe dans la blennorrhagie.

De plus, son assertion de non-cohabitation avec un homme doit encore peser dans la balance, bien que ce fait ait une minime importance.

Ne pouvant donc trouver aucune cause qui puisse avoir engendré cette phlegmasie articulaire, je suis conduit à penser qu'il s'agit d'une influence puerpérale.

Nous voyons donc que ces arthrites offrent toutes des caractères spéciaux : cette tuméfaction qui s'étend à tous les *tissus articulaires*, cette tendance à la purulence, à la chronicité ; ces empâtements périarticulaires, ces demi-ankyloses, cette gravité du pronostic. Voilà autant de signes qui les caractérisent.

Ainsi, il existe chez les femmes enceintes une arthrite qui a une physionomie toujours la même. Quand vous aurez dit quinze fois, vingt fois qu'il s'agit d'une coïncidence, la trentième fois peut-être vous avouerez qu'il y a autre chose ; vous y serez ramené malgré vous. La question de nombre doit donc être écartée, et, bien que la quantité de faits soit assez restreinte pour le moment, ils deviendront nombreux, et l'arthrite puerpérale sera bientôt complètement adoptée.

Un savant gynécologue se demandait, il y a peu de temps, « s'il existe, chez les femmes enceintes, une arthrite ou une affection rhumatismale que l'on puisse comparer à l'arthrite des femmes en couches ; je ne le crois pas, dit-il, et mon expérience ne m'a point appris que les femmes enceintes fussent, de par la grossesse comme les femmes en couches le sont

de par l'état puerpéral, spécialement prédisposées à contrac-
ter la maladie dont il s'agit » (1).

En un mot, c'est encore ici une simple question de nombre
qui empêche M. Hervieux d'admettre cette variété d'arthrite.
Or, est-ce là quelque chose qui puisse porter la conviction ?
Non, mille fois non !

Parce que l'endocardite varioleuse n'est pas fréquente dans
la variole, admettez-vous que cette phlegmasie spécifique de
l'endocarde n'existe pas ? Certes non.

Plus loin, le même auteur ajoute :

« Je signalerai l'éventualité, chez les femmes grosses, d'une
arthrite blennorrhagique. »

Où est la blennorrhagie dans notre observation Moitier?
Où est la blennorrhagie chez la malade E. M...?

Il n'y en a point ; il n'y en a peut-être jamais existé.

M. Hervieux signale une autre possibilité, c'est le réveil
d'une ancienne arthrite puerpérale ; mais cette dernière cause
n'existe pas davantage dans nos observations.

Peut-être s'agit-il d'arthrites scrofuleuses. Et d'abord, ce
serait un fait exceptionnel que de voir la scrofule se manifester pour la première fois, à l'âge de la puberté, par une
arthrite. D'ailleurs :

1° La forme symptomatologique n'est point celle d'une
arthrite scrofuleuse ;

2° Il n'y a aucune coïncidence avec une manifestation scrofuleuse quelconque ;

3° Pas de tempérament scrofuleux ;

4° Aucun antécédent de scrofule dans leur famille.

Faut-il voir là une lésion accidentelle ?

D'abord le fait accidentel est jugé ; quand la même forme
d'arthrite se présente dix, quinze fois dans les mêmes circonstances, toujours avec le même appareil symptomatologique,
nous n'avons plus rien d'imprévu ; au contraire, nous disons
spontanément : c'est une arthrite puerpérale, sans avoir besoin de raisonner.

Faut-il croire à l'action du froid ? Pauvre agent, comme il
est coupable ! c'est le froid qui produit le rhumatisme, la

---

(1) Hervieux. *Bull.* et *Mém. Soc. méd. des hôp.*, 1866, p. 378.

pneumonie, les arthrites, les néphrites et la scarlatine. Les anciens avaient quatre éléments qui produisaient tout ; nous, nous avons le froid.

Et d'abord, les cas d'arthrite où l'action d'un courant d'air, ou mieux d'un endroit humide, a été incontestable, ne ressemblent pas cliniquement à ces arthrites de la grossesse. Les malades nient l'influence de cette cause.

Mais, direz-vous, je fais intervenir le froid et la grossesse. Je vous répondrai : Pour le froid, vous n'en savez rien, c'est une hypothèse. Pour la grossesse, la démonstration est faite ; il faut l'admettre, les faits sont là.

Sont-ce des arthropathies rhumatismales ?

Mais où est cette mobilité, cet aspect particulier de la jointure, cette peau pâle, cette fluxion rhumatismale spéciale, cette roséole du tégument externe ?

Ces localisations diverses, ces sueurs, ces antécédents héréditaires, ces manifestations cardiaques fréquentes ?

Est-ce là une première manifestation du rhumatisme ?

Cette supposition, toute gratuite, n'est justifiée par aucun fait. Point d'antécédents, point de maladies rhumatismales consécutives, pas de mobilité, de *variabilité* des phénomènes.

Au contraire, l'arthropathie est fixe, tenace, apparaît toujours dans les mêmes conditions, sans être accompagnée ni suivie de localisations rhumatismales.

La conclusion est donc celle-ci : l'état puerpéral proprement dit peut engendrer des arthropathies, des manifestations rhumatoïdes.

Dans la période de réparation de l'état puerpéral, nous voyons plusieurs variétés de déterminations articulaires : ce sont des formes de puerpérisme infectieux.

1° Les manifestations rhumatoïdes qui dépendent du puerpérisme infectieux suraigu ;

2° Des localisation de même nature dans le puerpérisme aigu et chronique ;

3° L'arthrite qui survient en dehors de l'infection pendant l'allaitement.

On doit admettre la possibilité d'un rhumatisme ordinaire, de déterminations articulaires, scrofuleuses ou autres, qui ne peuvent entrer dans le diagnostic différentiel.

Nous ne nous occuperons point de la première ni de troisième variété.

§ II. — Manifestations rhumatoïdes du puerpérisme aigu.

Voici une observation intéressante à cause de la tétanie qui coexiste et qui est une détermination rhumatoïde :

AVORTEMENT SPONTANÉ. ARTHRITES. TÉTANIE.

Obs. III. — Au n° 3 de la salle Sainte-Marguerite, hôpital Saint-Antoine, service de M. Lorain, est couchée la nommée L. Redoulet, couturière, âgée de 30 ans. Elle nous raconte qu'elle n'a jamais été malade : pas de scrofule, pas d'hystérie, pas de rhumatisme ; pas d'antécédents rhumatismaux dans sa famille. Elle est bien réglée depuis l'âge de 18 ans ; a déjà eu quatre enfants venus à terme. Le 29 mai 1870, elle a beaucoup souffert du dos et des reins dans la nuit. Un médecin, en ville, a fait appliquer sur les points douloureux des sangsues et appela sa maladie, dit-elle, un lumbago. Le 3 juin, elle entra à la salle Sainte-Adélaïde pour ses douleurs de reins. On l'examina avec soin, et l'on constata une grossesse de sept mois et demi.

Le 8 juin, elle accoucha presque sans douleurs, à trois heures de l'après-midi, d'une petite fille non à terme. Le matin, le pouls était à 118, T. 39°,2. Le soir, P. 80 ; T. 36°,8. Elle a perdu peu de sang.

Le 9, P. 98 ; T. 38°,6. Le soir, P. 116 ; T. 30°,6. La douleur des reins est moins forte ; la malade a très-peu de lait.

Le 18, P. 80 ; T. 37°,7. Le soir, P. 100 ; T. 39°,6.

Le 11, P. 84 ; T. 40. Langue rouge, sèche, soif vive, pas de nausées, pas de vomissements ; souffre, depuis qu'elle est accouchée, de la fosse iliaque droite, douleur à la pression à ce niveau. Ce matin, vers quatre à cinq heures, elle a éprouvé des douleurs dans les deux jambes, pas de crampes, mais des fourmillements sur tout le corps. La main droite est contracturée, les premières phalanges des doigts fléchies, les deuxième et troisième phalanges dans l'extension, le pouce fortement porté dans l'adduction, les doigts roides, et on ne peut pas les redresser sans douleur. Une constriction un peu forte de l'avant-bras n'est suivie d'aucun effet. Au niveau des articulations métacarpo-phalangiennes, on constate un léger gonflement, un peu de rougeur, de chaleur, les mouvements com-

muniqués sont douloureux. A gauche, même état de contracture ;
mais la rougeur douloureuse et le gonflement des articulations
métacarpo-phalangiennes sont bien plus prononcés. Les coudes, les
épaules, les hanches, les genoux, ne sont pas douloureux. Un peu
de sensibilité des mollets. Pieds allongés dans l'axe de la jambe,
orteils fléchis. La malade souffre beaucoup des articulations mé-
tatarso-phalangiennes des deux côtés ; un peu du tarse : on ne trouve
ni gonflement ni rougeur.

Soir, P. 80 ; T. 39°,6. Céphalalgie vive, langue sèche et rouge,
ventre tendu, douloureux à la pression. Peu de temps après la vi-
site du matin, les doigts se sont fléchis, le pouce dans l'adduction,
comprimé entre le médius et l'annulaire. La contracture n'a pas
cessé ; ce soir, celle de la main droite est moins violente, même
douleur articulaire ; de plus, les deux coudes et les deux articulations du cou-de-pied se sont pris ; crampes très-violentes dans le
mollet gauche.

Le 12, P. 90 ; T. 40°. Figure perlée de sueur, immobilité, décu-
bitus allongé ; peu de sommeil, pas de délire la nuit ; pas de frisson, pas de secousses tétaniques. Langue molle, soif vive, pas de
vomissements ; a eu hier de la diarrhée ; ventre ballonné, douloureux à droite. La main droite est libre ; à gauche, les doigts sont
fléchis et recouvrent le pouce, le redressement est très-douloureux ;
sensation de fourmillement des extrémités des doigts ; les articulations métacarpo-phalangiennes à gauche beaucoup plus rouges,
plus tuméfiées, plus douloureuses qu'hier ; à droite, le coude est
très-douloureux, sans rougeur ni gonflement ; à gauche, douleur
musculaire dans le trapèze. Crampes dans le mollet droit pendant
la nuit ; pieds toujours douloureux et étendus. A la base du cœur,
le premier temps est prolongé et obscur. Le soir, P. 96 ; T. 40.
Sueurs profuses, pas de crampes ; diarrhée violente avec coliques.
(Opium.)

Le 13, P. 70 ; T. 37°,3. Cauchemar dans la nuit ; sueurs copieu-
ses, langue molle, soif vive, ventre tendu, la pression à droite est
très-douloureuse ; lientérie. Elle a eu du trismus ce matin, il a fallu
lui desserrer les mâchoires pour la faire boire. Même état de contracture des extrémités. La rougeur et la tuméfaction des articulations métacarpo-phalangiennes à droite sont moins accusées ; l'é-
paule droite reste seule douloureuse ; douleur intense des deux
côtés au niveau de l'insertion du tendon d'Achille au calcanéum.
Enchifrènement du cœur. (1 portion, bordeaux.)

Le soir, P. 84 ; T. 39°. Pieds moins contracturés ; la malade,
ayant essayé de s'asseoir dans son lit, a eu une crampe très-vio-
lente du mollet droit.

Le 14, P. 67 ; T. 37°,6. Sueurs profuses dans la nuit ; a eu des douleurs descendantes, à partir des genoux, dans les deux jambes. Elle a le thorax couvert de miliaires sudorales ; pas de trismus ; les deux pieds et la main gauche restent contracturés ; le prolongement du premier temps à la base n'a pas augmenté d'intensité ; elle ne donne plus à téter depuis avant-hier à son enfant, qui est mort hier. (*Ut supra.*)

Le soir, P. 86 ; T. 39º,8. Sueurs profuses ; miliaire sudorale très-confluente sur le tronc ; violentes douleurs dans le flanc droit.

Le 15, P. 82 ; T. 39º,4. L'acuité de la douleur abdominale l'a empêchée de dormir ; la sueur ruisselle sur son corps ; soif vive, ventre moins tendu, toujours douloureux à droite ; selles diarrhéiques ; les mamelles contiennent beaucoup de lait. La contraction des extrémités a disparu : elle ne souffre plus que du poignet gauche ; fourmillement des extrémités des orteils. Douleur à la gorge : on constate une injection de la luette et du voile du palais. Le souffle, à la base et au premier temps, est plus accusé. (Gargarisme, bouillon, potage, vin de Bordeaux.)

Le soir, P. 94 ; T. 40º,4. Les douleurs abdominales ont augmenté ; elle n'a presque pas eu de lochies : le linge a été à peine maculé dès le premier jour de l'accouchement.

Le 16, P. 80 ; T. 38º,3. Sueurs profuses; elle a bien dormi ; se sent très-faible. L'angine a disparu ; inappétence, diarrhée fréquente, ventre tendu, légèrement douloureux à la pression. Les douleurs articulaires ont cessé ; les pieds seuls sont légèrement contracturés : elle y éprouve un sensation d'engourdissement. Pas d'albumine dans les urines. Même état du cœur.

Le soir, P. 96 ; T. 39º,2.

Le 17. Elle a dormi quatre heures ; a été trempée par la sueur. P. 76 ; T. 37º,4. Ne souffre plus de son ventre ; lientérie.

Le soir, P. 86 ; T. 37º,8.

Le 18, P. 64 ; T. 37º,7. La malade va très-bien.

Le soir, P. 66 ; T. 37º,2.

Le 19, P. 69 ; T. 37º. Hier, elle a marché pour la première fois, et elle a éprouvé une sensation de roideur dans les membres.

Le 23 juin, la malade se lève toute la journée. Exeat guérie.

Voilà donc une malade chez laquelle surviennent et une contracture des extrémités et des arthrites à marche rapide, simulant à s'y méprendre une attaque de rhumatisme ; mais ces localisations se sont produites alors que cette femme avait de la fièvre, alors qu'elle était sous l'influence d'un état général fébrile consécutif à l'accouchement, avec une douleur vive dans la fosse iliaque droite.

Voulez-vous voir là une attaque de rhumatisme? Mais où est ici l'*irrégularité?* ou la variabilité? Je sais bien que l'on peut rapporter la contracture et la lientérie au rhumatisme; mais le puerpérisme infectieux peut aussi les déterminer.

Où sont les coïncidences, l'hérédité, l'alternance des manifestations? où sont ces suppressions et ces développements d'affections internes?

Quand on y regarde de près, même dans les cas qui semblent les plus probants, tout s'écroule et l'idée du rhumatisme s'évanouit.

Les sueurs, la diarrhée, la manifestation successive des arthrites ne pourraient pas davantage nous faire admettre un rhumatisme.

Dans les maladies fébriles des femmes récemment accouchées, les sueurs sont aussi communes que dans les rhumatismes ; je ne parle pas ici de la grande puerpéralité, car dans ces cas la peau est sèche, à moins qu'il ne survienne des moments de détente, où les sueurs sont profuses.

La diarrhée s'observe également dans le puerpérisme, parfois même elle prend le caractère cholériforme, en dehors de toute épidémie de choléra.

La manifestation successive des arthrites se remarque dans l'infection purulente, et, dans ces cas, croyez-vous à un rhumatisme? Certes non.

De même ici, où l'on voit ces formes se présenter toujours de la même manière, revêtir la même physionomie clinique, se présenter toujours dans le puerpérisme; et vous voudriez voir là une intoxication engendrant une diathèse? Ce n'est pas possible.

Reste la tétanie.

Les partisans du rhumatisme triomphent ici. Mais malheureusement pour leur théorie, je démontrerai dans un autre travail, que la contracture, la tétanie s'observe *seule* dans le cours du puerpérisme infectieux, sans coexistence de phlegmasies articulaires.

Le puerpérisme peut engendrer la tétanie comme il engendre l'arthrite, la pleurésie, les lésions cardiaques, etc.

Donc, dans ce cas particulier, nous avons deux déterminations : 1° les arthrites, 2° la tétanie.

Elles ne sont pas rhumatismales, mais puerpérales.

ACCOUCHEMENT NORMAL.— DÉBUT DU PUERPÉRISME. — LÉGÈRE PHLEG-
MASIE DU LIGAMENT LARGE A GAUCHE, PUIS APPARITION D'UNE AR-
THRITE DU GENOU DROIT, QUI GUÉRIT ASSEZ RAPIDEMENT ; PERSIS-
TANCE DE PHÉNOMÈNES FÉBRILES QUI DURENT LONGTEMPS.

Obs. IV. — La nommée Durand, cuisinière, âgée de 24 ans, est
accouchée à l'hôpital de la Pitié, salle Notre-Dame, n° 7, service de
M. le Dr Molland, le 7 juin 1860, à six heures et demie du soir.

Elle a toujours été d'une bonne santé, n'a jamais eu de rhumatisme, et n'a aucun antécédent de cette nature dans sa famille. Jamais de croûtes dans les cheveux, ni de ganglions cervicaux ; pas
de scrofule, pas de syphilis appréciable. Bonne grossesse : vers
cinq mois, elle a eu un peu d'œdème des malléoles.

7 juin, soir. P. 80 ; T. V. 38°,2. Injections intra-utérines phéniquées et alcoolisées.

8 juin. P. 64 ; T. V. 37°,5. Mamelles flasques. Elle se sent très-
bien.

Soir. P. 72 ; T. 37°,9. Céphalalgie.

9 juin. P. 73 ; T. 38°,2. Petits frissonnements pendant la nuit ;
lochies sanguinolentes ; l'utérus est légèrement douloureux à la
pression ; a uriné. Lavement purgatif.

Soir. 9. 76 ; P. 39°.

10 juin. P. 106 ; T. 40°. Pas de douleur à la pression : un peu de
sensibilité utérine ; les petites lèvres sont tuméfiées et douloureuses ; une déchirure latérale gauche supérieure, et une déchirure
périnéale.

Soir. P. 108 ; T. 39°,6. Sueurs ; quelques vomissements bilieux ;
pas de douleurs hypogastriques.

11. P. 76 ; T. 38°,7.

Soir. P. 84 ; T. 39°,8. Petit frisson dans la journée.

12. P. 80 ; T. 39°,6. Douleur du genou droit, sans aucune tuméfaction ni épanchement.

Soir. P. 84 ; T. 40°,4. Langue tremblotante et un peu sèche.

13. P. 82 ; T. 39°,8. On a toujours continué les injections phéniquées.

Soir. P. 76 ; T. 39°,6. Un peu de somnolence.

14. P. 80 ; T. 39°,4. Par le toucher vaginal, on détermine un peu
de douleur.

Soir. P. 84 ; T. 40°. Epanchement articulaire à droite, avec sensibilité excessive au-dessus du genou.

15. P. 76 ; T. 38°,8. Les mamelles sont tendues.

Soir. P. 84 ; T. 40°,2. Se plaint un peu d'une douleur vers la fosse
iliaque gauche.

16. P. 80 ; T. V. 39°,8. Ne souffre pas.

Soir. P. 92; T. 40°,2. Arthrite puerpérale bien caractérisée.

17. P. 80; T. 39°,2. Battements des carotides; sueurs profuses; la douleur de l'articulation fémoro-tibiale siége surtout au-dessus de la jointure. Là, en effet, dans une étendue de 12 à 15 centimètres au-dessus de la rotule, on voit une teinte roséolique. A ce niveau, la plus légère pression y détermine une douleur vive; il y a là une certaine tension : on peut presser sur la rotule sans y déterminer de fortes douleurs; elle peut remuer le membre, le fléchir, l'étendre et lui faire exécuter des mouvements d'abduction et d'adduction sans que la douleur soit trop vive. La jambe, de ce côté, est un peu fléchie sur la cuisse.

Le genou droit est plus volumineux (il mesure en circonférence 34 centimètres, tandis que celui du côté sain donne 31 centimètres) : on y constate un épanchement très-abondant, avec les deux bosselures supérieures classiques.

Soir. P. 76; T. 30°. Douleur spontanée du côté gauche, où l'on constate un léger empâtement (légère phlegmasie à la partie supérieure des ligaments).

18. P. 76; T. 38°. Vers la corne gauche de l'utérus, on sent un cordon dur se rendant à l'ovaire, qui forme une masse arrondie, douloureuse (salpingite, ovarite). La partie supérieure du genou est encore très-sensible. (Vésicatoire.)

Soir. P. 104; T. 39°,9.

19. P. 68; T. 37°,8. La douleur abdominale est beaucoup moins vive à gauche.

Soir. P. 84; T. 39°,5. Frisson à deux heures; durée, une heure. Pas de douleur spontanée abdominale.

20. P. 76; T. 37°,8. Le genou est dans le même état.

Soir. P. 84; T. 39°. Nouveau frisson de trois quarts d'heure.

21. P. 64; T. 37°,3.

Soir. P. 84; T. 39°,1. Le genou a un peu diminué; il mesure 33 centimètres. Aucune douleur abdominale.

22. P. 60; T. 37°,6.

Soir. P. 76; T. 38°,7.

23 juin. P. 67; T. 36°,7. Badigeonnage à la teinture d'iode sur le genou.

Depuis cette époque jusqu'au 15 juillet, elle a eu des oscillations très-fortes le soir, s'accompagnant quelquefois d'une légère sensation de froid et d'un peu de métrorrhagie.

Le 15 juillet, la malade est encore dans les salles, a beaucoup maigri; mais l'appétit et les forces reviennent ainsi que le sommeil. Elle est en pleine convalescence.

J'ai rapporté ici cette observation, parce que l'arthrite est survenue pendant la période aiguë du puerpérisme, bien que l'infection puerpérale ait pris ici une marche chronique.

On voit, dans ce cas, que l'*état général a néanmoins précéd* la localisation articulaire; d'ailleurs, ce qui prouve bien que l'état fébrile et la lésion articulaire sont indépendants, c'est la persistance du premier, après la guérison complète de la seconde. Donc, chez les femmes récemment accouchées, il y a autre chose qu'une arthrite pure et simple.

Il est impossible encore de nommer cette localisation un rhumatisme; je veux bien qu'il y ait dans celui-ci un mouvement fébrile qui précède l'arthrite; mais celle-ci terminée, la fièvre ne ressemble pas à celle qui a existé chez cette malade; d'ailleurs, une seule jointure a été prise, et il n'y a pas eu d'endocardite nette, car le léger souffle s'explique très-bien par l'anémie.

Peut-on admettre une pyohémie consécutive à une phlébite des sinus ou des veines du bassin? Je ne le crois pas; je sais bien qu'il y a eu ici des frissons à plusieurs reprises, mais l'infection purulente est tellement grave dans les cas de puerpérisme, qu'il n'existe pas dans la science, du moins à ma connaissance, un seul cas probant qui ait guéri. Dans ces cas à marche lente, au contraire, la guérison est la règle et la mort l'exception.

Nous ferons remarquer également que l'infection puerpérale s'est développée, malgré les injections intra-utérines phéniquées et alcoolisées qui avaient été faites dès le premier jour de l'accouchement.

OBS. V. — La nommée Croizé (Marie), âgée de 22 ans, blanchisseuse, primipare, est entrée, le 9 juillet 1870, à l'hôpital de la Pitié, salle Notre-Dame, service de M. le Dr Molland.

Elle est accouchée, le 9 juillet, à quatre heures du soir, d'un enfant à terme et bien portant. Elle n'a jamais eu de rhumatisme et n'a pas d'antécédents de cette nature dans sa famille; a toujours joui d'une bonne santé; jamais de syphilis, jamais de scrofule. N'a jamais eu de maladies du cuir chevelu, ni de la face, ni de la gorge.

9 juillet, soir. P. 68; T. V. 38°.

10 juillet. P. 64; T. V. 37°,8.

Soir. P. 74; T. V. 38°,6.

11. P. 76; T. V. 38°,5. Dans la journée, elle a éprouvé tout à coup dans les deux membres supérieurs des douleurs articulaires

vives sans gonflement, sans rougeur des jointures : ce sont les petites articulations des doigts qui ont été prises les premières. La malade a eu des sueurs abondantes.

Soir. P. 80; P. 38°,8. Persistance des mêmes douleurs ; aucune douleur hypogastrique.

12 juillet. P. 92; T. V. 39°,7. Les articulations n'ont jamais gonflé. On ne déterminait de douleurs à la pression qu'en un seul point des jointures du poignet : c'était sur l'apophyse styloïde du radius. Ces douleurs occupent les articles du poignet, du coude, de l'épaule, de chaque côté; elles ont débuté en même temps sur ces jointures et ne changent pas de place. En pressant sur les articulations, on *soulage* la malade; les mouvements exaspèrent les douleurs.

Rien dans les autres jointures.

La langue est recouverte d'un léger enduit saburral; l'appétit est conservé; pas de frissons, pas de diarrhée ni de vomissements, pas de douleur abdominale à la pression. L'utérus s'élève jusqu'à la moitié de la ligne pubio-ombilicale; lochies normales; œdème notable des petites lèvres, avec déchirure latérale supérieure. Sueurs abondantes; diarrhée. Premier bruit du cœur prolongé, arrondi, sans souffle.

Soir. P. 108; T. V. 39°,4. A mouillé une chemise.

13 juillet. P. 88; T. 39°. Petits frissonnements ce matin; douleur latérale gauche spontanée; rien du côté opposé.

Soir. P. 100; T. 39°,2. La malade se sent mieux; sueurs abondantes; moins de douleurs à gauche; lochies sanguinolentes. Premier bruit un peu soufflant; teint anémié.

14 juillet. P. 84; T. V. 38°,2. Sueurs; l'utérus a beaucoup diminué de volume.

Les douleurs continuent à diminuer progressivement, pour cesser après un assez long temps.

La température, pendant plusieurs jours, augmente le soir; il y a des oscillations considérables.

La malade est guérie à sa sortie.

SIGNES. — La malade est prise vers le deuxième ou troisième jour, quelquefois le quatrième ou le cinquième, de phénomènes fébriles en général peu intenses, et pour les mesurer, il faut prendre la température vaginale.

Quelquefois cependant le début est marqué par du frisson, des frissonnements plus ou moins intenses; parfois même la température s'élève à 40°,5.

Puis alors que l'état infectieux est bien caractérisé, on

voit survenir des douleurs dans les jointures : tantôt ce sont les *petites* articulations qui sont prises ; tantôt c'est une *seule* ou *plusieurs grosses* jointures.

Les douleurs vont en augmentant pendant quinze à vingt-quatre heures. Ordinairement alors on constate tous les signes d'une phlegmasie articulaire plus ou moins intense.

Les petites jointures sont tuméfiées, assez souvent le tégument externe est rouge, d'une couleur érysipélateuse ; en pressant, on détermine une douleur vive. Les mouvements spontanés ou provoqués sont douloureux ; les malades mettent les membres dans la flexion.

Quelquefois l'inflammation se propage aux gaînes des tendons, et sur leur trajet on aperçoit des traînées rougeâtres un peu tuméfiées et douloureuses à la pression.

Les grosses articulations superficielles sont aussi augmentées de volume. On peut constater qu'il existe un épauchement articulaire. Tantôt la douleur est vive, tantôt elle n'existe qu'en un point, soit à l'insertion d'un tendon, soit vers la partie supérieure d'un cul-de-sac de la synoviale ; parfois, il y a une teinte roséolique sur la peau qui recouvre l'article.

Quoi qu'il en soit, le tissu cellulo-adipeux périarticulaire s'enflamme également, aussi la douleur est-elle plus superficielle que celle de l'arthrite rhumatismale.

Lorsque la localisation se produit d'abord sur les petits articles, la lésion peut envahir consécutivement d'autres jointures, mais toujours assez rapidement. Il n'y a rien là qui ressemble aux caractères cliniques des arthrites rhumatismales.

En même temps il peut exister des sueurs, des bruits anémiques, qui pourront en imposer pour des bruits solidiens ; d'ailleurs le puerpérisme infectieux peut déterminer également des endocardites passagères ou persistantes.

Comme la malade est infectée, elle est pâle, de telle sorte que l'aspect général peut ressembler à celui d'une rhumatisante ; parfois même il existe des sueurs profuses et une miliaire sudorale. Malgré cette marche envahissante, cette sorte de demi-variabilité, les arthrites présentent une physionomie bien spéciale ; il n'y a pas de disparition subite des phénomènes locaux. Ils cessent peu à peu en même temps que d'autres jointures sont prises. Certaines articulations semblent plutôt être le siége de douleurs *arthralgiques*. Puis, en sept à huit jours, les accidents cessent.

Au contraire, quand une ou deux grosses jointures sont prises, il y a une fixité remarquable. Tantôt la résolution s'opère assez vite, tantôt il y a une tendance à l'ankylose, à la chronicité. Les tissus périarticulaires sont plus ou moins enflammés, ce qui donne au palper la sensation d'empâtement, de gonflement inégal; en même temps les phénomènes fébriles sont irréguliers; surviennent alors de grandes oscillations entre la température du matin et celle du soir. Quelquefois de petits frissonnements se montrent le soir.

En résumé, il existe deux formes cliniques : l'une a beaucoup d'analogie avec un rhumatisme débutant par les petites jointures, puis envahissant d'autres articles.

Dans l'autre, c'est plutôt la forme d'arthrite unique.

Ainsi, voilà des lésions qui se produisent dans le cours d'une maladie infectieuse; elles offrent certains caractères spéciaux. Voulez-vous les rapporter à une autre cause qu'à cette infection; alors vous entrez dans le champ des hypothèses, vous quittez le connu pour l'inconnu.

L'expérience nous a tellement bien renseigné sur la nature de ces arthropathies, qu'au moment où nous voyons apparaître des phénomènes fébriles, nous les redoutons, nous les prévoyons.

Chez un rhumatisant qui a une attaque du côté des jointures, nous lui prédisons de nouvelles manifestations dans un temps plus ou moins éloigné.

Il en est tout autrement chez la femme accouchée : une fois la période de convalescence terminée, nous lui disons qu'il n'y a plus rien à craindre. De plus, la clinique nous montre des différences bien nettes entre l'arthrite rhumatismale et l'arthrite puerpérale.

D'ailleurs, s'il était nécessaire d'avoir une preuve de plus pour montrer qu'il ne s'agit pas là de rhumatisme, nous la trouverions dans la pathologie comparée.

En effet, après la parturition, certaines femelles de l'espèce bovine offrent les mêmes arthropathies que celles qui surviennent chez les femelles de l'espèce humaine.

Cette maladie est à peine connue des vétérinaires.

Elle se montre après le part, alors qu'il existe un travail morbide du côté de la muqueuse utérine; en même temps apparaissent des phénomènes fébriles et des lésions articulaires, du malaise, du refus des aliments, de la cessation de la rumination, de la diminution de la sécrétion lactée; la respiration est anxieuse, le pouls fréquent et dur.

L'arthrite est caractérisée par une tuméfaction chaude, très-douloureuse à la pression ; les synoviales sont fortement tendues, et cette tension donne lieu à des tumeurs caractéristiques partout où la laxité de la capsule permet sa dilatation. Presque toujours elle siége aux deux jarrets en même temps, et quelquefois aux deux boulets postérieurs et même aux antérieurs.

Puis la résolution se fait peu à peu en dix à douze jours.

Est-il besoin de faire ressortir l'analogie qui existe entre ces arthrites et celles que nous venons d'étudier?

Or, dans l'espèce bovine, on ne saurait décrire ces arthropathies comme rhumatismales, puisqu'elles sont toujours engendrées par une sorte d'état infectieux qui se manifeste par des phénomènes fébriles.

Donc, en premier lieu, il ne s'agit pas là des localisations de nature rhumatismale ; en second lieu, ces déterminations articulaires appartiennent en propre à la parturition, sont sous sa dépendance directe.

En un mot, le puerpérisme infectieux de l'espèce bovine, comme le puerpérisme de l'espèce humaine, peuvent engendrer des manifestations rhumatoïdes du côté des articulations.

Je remercie beaucoup M. Raillard, vétérinaire très-distingué, à Montargis, d'avoir bien voulu me communiquer quelques mots sur ce sujet.

Il existe chez les femelles de l'espèce bovine une arthrite d'une nature tout à fait spéciale, se manifestant à la suite d'une parturition laborieuse, et plus particulièrement alors que la délivrance ne s'était pas opérée normalement ; le rejet de l'arrière-faix a entraîné un travail morbide de la muqueuse utérine.

Bien qu'assez rare généralement, cette affection se montre plus fréquente à certaines époques, ce qui semble lui donner un caractère épizootique. Ainsi, pendant l'année 1867, sur 12 vaches environ que j'ai soignées par suite de parturition, 5 ont été affectées de cette arthrite; au printemps de 1869, j'en ai constaté 4 nouveaux faits; depuis lors, un seul cas s'est présenté à mon observation.

Cette arthrite présente des caractères *sui generis* qui la différencient d'une manière très-sensible des affections du même genre qui intéressent les articulations.

Elle attaque toujours les deux jarrets (articulation tibio-tarsienne); quelquefois, mais plus rarement, elle se montre en même temps aux boulets.

Elle se manifeste soudainement, et pour ainsi dire tout d'une pièce, dans la huitaine qui suit le part. Son invasion coïncide souvent avec un état morbide de l'utérus, état qui ne semble pas modifié par l'apparition de cette affection, et dont le caractère principal consiste dans le rejet, par la vulve, de mucosités purulentes en plus ou moins grande abondance.

Son début est accompagné de signes généraux communs à toutes les phlegmasies aiguës : malaise, refus des aliments, cessation de rumination, diminution très-notable de la sécrétion du lait; respiration anxieuse, pouls fréquent et dur. En même temps que ces signes généraux se manifestent, l'articulation tibio-tarsienne devient le siége d'une tuméfaction chaude, très-douloureuse à la pression. Les synoviales sont fortement tendues, et cette tension donne lieu à des tumeurs caractéristiques partout où la laxité de la capsule permet sa dilatation. Presque toujours, la maladie attaque les deux jarrets à la fois, et simultanément quelquefois les deux boulets postérieurs et même les antérieurs; mais ceux-ci se trouvent beaucoup plus rarement atteints.

En vingt-quatre à trente-six heures, l'affection parvient à son summum d'intensité. Alors l'animal accuse une souffrance très-vive; il garde la position décubitale, que souvent on ne peut lui faire quitter qu'en employant des moyens violents. Le pouls est fréquent, l'artère fortement tendue. La région malade est excessivement douloureuse et chaude. La tuméfaction devient diffuse, œdémateuse, et gagne en étendue.

Cet état persiste vingt-quatre à quarante-huit heures; puis les symptômes généraux disparaissent graduellement : l'appétit revient, la rumination réapparaît, la sécrétion laiteuse augmente, la région malade devient moins douloureuse, l'engorgement diminue de volume et d'étendue, le gonflement des capsules synoviales disparaît. En huit ou douze jours, il y a résolution complète, et la maladie ne laisse aucune trace de son existence.

Comme traitement, j'ai toujours eu recours : à l'extérieur, aux cataplasmes émollients, aux embrocations de pommades belladonées ou opiacées ; à l'intérieur, aux tisanes sudorifiques, diurétiques et laxatives.

En résumé, cette arthrite apparaît toujours pendant une certaine disposition de l'organisme qui résulte de la non-délivrance ou d'un part laborieux. Son siége de prédilection est l'articulation tibio-tarsienne ; son début est caractérisé par un état fébrile général, et ses symptômes sont ceux d'une violente phlegmasie articulaire. Elle se termine invariablement par une résolution complète.

Les circonstances dans lesquelles elle se produit, son peu de durée, et sa terminaison heureuse dans tous les cas, sont des caractères suffisants pour lui donner une physionomie qui lui est propre.

Il existe parmi les animaux plusieurs autres arthrites diathésiques. Ainsi, chez le cheval, la morve aiguë s'accompagne souvent d'arthrite suppurée. L'inflammation des organes pectoraux est quelquefois suivie d'inflammation des articulations ou des synoviales tendineuses. Chez les jeunes animaux, on observe aussi une arthrite particulière, que l'on distingue sous le nom d'arthrite des nouveau-nés.

III. — Manifestations rhumatoïdes du puerpérisme a marche chronique.

Je veux parler ici de ces localisations articulaires qui surviennent plus tard que dans les observations précédentes, et qui s'accompagnent d'un très-léger mouvement fébrile.

En voici un exemple remarquable.

C'est un cas de puerpérisme infectieux à forme érysipélateuse, pendant le cours duquel on voit se montrer une arthrite du genou gauche.

Certes, le traumatisme a été cause prédisposante ; mais que d'applications de forceps avec déchirures du périnée n'ont amené qu'un peu de fièvre, même quand elles sont pratiquées dans nos hôpitaux ! D'ailleurs, à la même époque, on observait des cas de puerpérisme infectieux dans la salle.

ACCOUCHEMENT PAR LE FORCEPS. — ÉRYSIPÈLE DÉBUTANT PAR LA VULVE, CHEZ LA MÈRE, PAR LE POINT CONTUSIONNÉ DU CRANE, CHEZ L'ENFANT. — MORT DE CELUI-CI. — DANS LA DÉCROISSANCE DE L'ÉRYSIPÈLE DE LA MÈRE, ARTHRITE DU GENOU GAUCHE. — GUÉRISON.

La nommée Louise, primipare, âgée de 42 ans, lingère, née à Beauvais, est entrée à l'hôpital Saint-Antoine, salle Sainte-Marguerite, n° 2, le 5 janvier 1869.

Bassin normal : jamais de fausses couches ; réglée, depuis l'âge de 18 ans, d'une manière régulière. Cette femme, d'une bonne constitution, n'ayant pas eu de maladies scrofuleuses ni syphilitiques, fut mariée, à l'âge de 27 ans, à un homme d'une santé délicate, qui succomba à une tuberculose pulmonaire. Pas de conception durant quinze ans de mariage. Au mois de mars 1868, rapports avec un jeune homme de 28 ans, vigoureux : à cette époque, début de la grossesse, qui fut normale.

A son entrée, le 5 janvier, on constate qu'elle souffre depuis vingt-quatre heures ; la tête est engagée dans l'excavation et apparaît à la vulve durant quatre heures. Application de forceps à dix heures du soir, qui fut suivie d'une déchirure du périnée, avec contusion des parties molles. L'enfant est vivant et à terme, présentant une contusion notable.

7 janvier. T. R. 37°,8. Tuméfaction œdémateuse des petites lèvres ; la plaie, d'une déchirure inférieure, présente une teinte grisâtre.

Soir. T. V. 38°.

8 janvier. T.V. 3o°,3. Plusieurs lambeaux de tissus se détachent de la déchirure périnéale.

Soir. T. 40°,3.

9. P. 110 ; T. V. 37°,7. L'enfant pousse des cris aigus : on voit une rougeur érysipélateuse qui occupe tout le cuir chevelu ; pas de vomissements, selles normales.

La mère a eu des coliques toute la nuit ; pas de vomissements, pas de frisson : une plaque érysipélateuse a envahi la vulve et s'étend vers l'anus.

10. P. 104 ; T. V. 39°. Teinte d'un gris blanchâtre des surfaces déchirées ; l'érysipèle de l'enfant s'est beaucoup étendu.

11. L'érysipèle de la mère a envahi le grand trochanter et la fesse gauche ; diarrhée, coliques.

Soir. 40°,1.

12. P. 118; T. R. 40º,4. L'érysipèle occupe la fesse gauche, contourne l'aine et la cuisse droite.

Soir. 41º.

13. P. 120; T. V. 39º,8. La rougeur érysipélateuse occupe les deux cuisses de la mère.

Soir. 40º,4.

14. L'enfant a succombé ce matin à son érysipèle et à une méningite secondaire.

L'érysipèle de la mère s'est encore étendu. P. 120; T. V. 40º.

Soir. P. 132; T. 40º,4.

15 janv. P. 116; T. 38º,9. La rougeur disparaît; l'état général est meilleur.

Soir. P. 128; T. V. 41º.

16 janv. P. 118; T. V. 39º,2. La nuit a été bonne.

Soir. P. 120; T. V. 40º.

17 janv. P. 120; T. V. 39º. L'érysipèle s'étend vers la région sacrée. Quelques pustules d'ecthyma sur le siége.

Soir. P. 122; T. V. 39º.

18. P. 112; T. V. 38º. L'érysipèle s'étend du côté des extrémités inférieures.

Soir. P. 112; T. V. 39º,2.

19. P. 117; T. V. 39º. Moins de sensibilité à la cuisse.

20. P. 120; T. V. 39º,1.

21. P. 112; T. V. 38º,2.

Soir. 38º,8.

22. P. 104; T.V. 38º,3. La jambe gauche et le pied du même côté sont œdématiés et douloureux à la pression.

Soir. P. 116; T. V. 39º,1.

23. P. 112; T. V. 38º,2.

24. P. 102; T. V. 37º,8. Ne souffre dans aucune jointure; d'ailleurs les genoux et les cous-de-pied sont sains.

Soir. P. 104; T. 38º,5. L'érysipèle s'étend au dos du pied gauche.

25. P. 98; T. 38º.

Soir. P. 96; T. 38º.

26. P. 96; T. 37º,3.

Soir. P. 100; T. 38º. L'œdème du dos du pied persiste.

27. P. 102; T. V. 38º. L'appétit est meilleur.

Soir. P. 104; T. 38º,1.

28. P. 96; T. V. 37º,7. Léger œdème aux malléoles.

Soir. P. 98; T. 38º,3.

29. P. 98; T. 38º,3.

Soir. P. 108; T. 39º.

Le 30, la malade passe à Sainte-Adélaïde. L'érysipèle qui avait envahi les membres a totalement disparu.

5 février. Depuis une dizaine de jours, elle se lève pendant le jour ; l'état général est satisfaisant, l'appétit et le sommeil reviennent. Il s'est formé deux petits abcès à la mamelle du côté droit ; par les deux orifices, il s'écoule un peu de pus de bonne nature. Néanmoins, il y a toujours eu un peu de fièvre.

Depuis trois jours, la malade éprouve une légère douleur dans le genou gauche ; l'articulation conserve le même volume. Elle continue néanmoins à se lever ; mais, dans la nuit du 4 au 5, survient une douleur aiguë, augmentant par les mouvements ; agitation, insomnie.

6 février. P. 84. Pas de troubles digestifs. La plaie du périnée est en voie de réparation ; *pas de pus dans le canal de l'urèthre* ; rien ailleurs.

Le pourtour de l'article malade mesure 36 centimètres, tandis que celui du genou sain n'a que 30 centimètres. Légère flexion de la jambe sur la cuisse ; les mouvements sont très-douloureux ; la peau conserve son état normal : ni œdème ni empâtement ; la fluctuation du genou est nette, la déformation caractéristique.

La malade n'a fait aucune imprudence : pas de contusion, pas de marche forcée, pas de refroidissement.

7. Insomnie. (Vésicatoire.)

8. Léger mouvement fébrile.

10. P. 126 ; T. V. 38°,8. Persistance de la flexion de la jambe sur la cuisse ; l'articulation est gonflée : empâtement à la partie inférieure de la rotule ; autour de cet article, la circulation veineuse est très-accusée ; léger œdème du pied gauche, sans thrombose appréciable.

11. P. 100 ; T. V. 38°,7. Toujours du liquide dans la jointure : on ne détermine de la douleur qu'à la partie inférieure de la rotule. (Nouveau vésicatoire.)

12. P. 126 ; T. V. 38°,2. Le genou mesure 34 centimètres.

13. P. 110 ; T. V. 38°,7. La déchirure périnéale se cicatrise.

14. P. 104 ; T. V. 38°.

15. L'œdème du pied persiste. P. 120 ; T. V. 39°,1.

16. P. 104 ; T.V. 38°,4. Légère douleur spontanée dans le genou.

17. P. 120 ; T. V. 38°,2. La malade accuse une douleur vague, spontanée, dans l'épaule.

18. P. 120 ; T. V. 38°,4.

19. P. 120 ; T. V. 38°,1.

20. P. 116 ; T. V. 38°,1.

21. P. 112 ; T. V. 38°,1. Douleurs assez localisées à la partie externe du tibia.

22. P. 120 ; T. V. 38°,2. Pas de sommeil ; douleur spontanée articulaire.

23. P. 116; T. V. 38°.
24. P. 100; T. V. 37°,8.
25. P. 100; T. V. 38°,1.

Le membre est placé dans une gouttière et maintenu immobile; le genou mesure 33 centimètres.

Depuis ce jour jusqu'au 5 mars, elle reste dans sa gouttière; puis on la retire pour lui faire exécuter quelques mouvements, et, jusqu'au 17 mars, elle se lève, prend des bains sulfureux avec une douche de vapeur sur le genou; en même temps, on lui fait des massages méthodiques.

Elle sort guérie le 5 avril.

Réflexions. — Il s'agit donc ici d'une primipare, qui, dans le cours d'un puerpérisme à marche chronique, a vu survenir, à une époque éloignée du début, une arthrite du genou gauche. Je sais bien que l'érysipèle a eu une influence sur la marche de la température; mais pourquoi ce moment fébrile léger après la disparition de l'érysipèle? C'est que la malade était toujours sous l'influence du puerpérisme infectieux, à forme spéciale, qui a fini par déterminer une localisation sur une jointure.

D'ailleurs, chez d'autres malades, nous avons vu l'arthrite survenir vingt, trente jours après l'accouchement; mais, pendant douze à quinze jours, on les observait à l'hôpital, et on constatait une température de 38,5 à 39° le soir, 38 le matin. Elles se levaient, n'accusaient aucune douleur et demandaient leur sortie, disant qu'elles allaient bien : on la leur refusait; mais elles n'en sortaient pas moins, pour entrer de nouveau, ayant quelques localisations articulaires, avec une légère fièvre, le soir.

Il en résulte donc que ces arthropathies ne surviennent point accidentellement, et, quand on observe de près les malades, on constate que ces manifestations sont survenues pendant le cours d'un état fébrile, qui est une forme du puerpérisme infectieux; c'est également dans ces circonstances que surviennent certaines péritonites à caractères cliniques spéciaux, des parotidites, etc. Dans l'observation précitée, on ne peut voir là une propagation de l'érysipèle, puisque celui-ci était guéri depuis une quinzaine de jours, et que l'état des jointures était examiné tous les jours.

Symptomatologie. — Plusieurs jours après l'accouchement, on voit parfois se montrer un léger état fébrile, qui en général se prolonge pendant longtemps, et dans le cours duquel se manifestent diverses phlegmasies : l'une d'elles est l'arthrite. Ce début, à petit appareil fébrile, est insidieux, puerpéral, et passe souvent inaperçu.

D'autres fois, le début est celui du puerpérisme aigu, et s'accompagne de différentes lésions : métrite, angioleucite, péritonite ; puis les phénomènes fébriles acquièrent une moindre intensité. C'est alors seulement que se montrent les altérations du côté des jointures. Le cas que je rapporte en est un exemple.

La malade se plaint de douleurs articulaires ordinairement localisées à une seule jointure, au genou. Les articulations se tuméfient, sont douloureuses à la pression ; les mouvements peuvent à peine s'exécuter, le membre reste immobile et dans une demi-flexion. On voit une rougeur rubéolique recouvrir la partie tuméfiée ; on y constate un épanchement très-net, plus ou moins abondant. Si on fait la ponction, le liquide est séreux ; le plus souvent il s'écoule un liquide purulent souvent très-fétide.

Autour de l'article, on perçoit assez souvent des parties indurées, enflammées, qui ne se rencontrent guère que dans les arthrites purulentes. — L'épanchement se résorbe peu à peu, soit à l'aide des vésicatoires répétés ou de la compression ; mais cela dure des mois avant le retour à l'état normal.

Il persiste pendant longtemps des épaississements inflammatoires, des roideurs, des douleurs vives, quand on veut exécuter des mouvements. — Il y a surtout une grande tendance à l'ankylose.

Après des mois entiers, pendant lesquels on a employé des révulsifs, des appareils inamovibles, on parvient le plus souvent à rendre à l'articulation malade ses fonctions plus ou moins complètement. — Souvent, pendant la convalencence, se montrent des douleurs, des roideurs légères, qui gênent la marche : c'est dire que ces manifestations ont une certaine gravité, et que le pronostic doit être bien connu.

S'agit-il de rhumatisme?

Ces lésions n'ont aucun des attributs de la maladie rhumatismale, ni la mobilité, ni les phénomènes fébriles, ni les sueurs, ni la fréquence des lésions cardiaques ou autres. D'ailleurs, le plus souvent, pas d'antécédents rhumantismaux.

Faut-il admettre une arthrite scrofuleuse, accidentelle ou autre? Mais, dans les antécédents, on ne trouve rien qui puisse justifier de pareilles assertions.

Il faut donc conclure ici que ces localisations articulaires sont rhumatoïdes, c'est-à-dire qu'elles offrent un certain aspect qui ressemble à celui des lésions rhumatismales, mais que leur nature est différente.

Avant de terminer, qu'il nous soit permis d'examiner s'il s'agit de rhumatisme. Nos observations nous montrent que ces arthropathies se développent toujours pendant le cours d'une variété de puerpérisme infectieux. Or, quand un phénomène se montre d'une manière plus ou moins fréquente dans le cours d'une maladie, on dit que c'est un signe de l'état morbide primitif; de même ici nous disons que ces lésions sont des manifestations du puerpérisme. Telle est la manière simple, et en même temps conforme aux règles de la pathologie générale, de comprendre ces phénomènes.

Mais non ; on a voulu chercher ailleurs, et l'on a imaginé que ces altérations articulaires formaient une entité morbide, le rhumatisme. On a ainsi créé une diathèse au nombre des attributs d'un état infectieux.

Raisonnons pour le cas particulier. Nous allons voir, par un simple parallèle, que tout s'oppose à une pareille interprétation :

1° Dans le rhumatisme, il y a une ou plusieurs attaques, des antécédents héréditaires rhumatismaux, arthritiques, des conditions spéciales d'humidité, etc., etc.

Dans le puerpérisme, tout cela manque, et, s'il y a coexistence, ce n'est là qu'un fait accidentel.

2° Dans le rhumatisme, les arthrites sont subites, rapides, *mobiles, irrégulières*, instables : c'est plutôt une fluxion phlegmasique qu'une arthrite phlegmoneuse franche. Une jointure gonfle, se tend, la peau prend un aspect spécial; puis tout s'évanouit, pour apparaître sur une autre jointure.

Dans le puerpérisme, la lésion articulaire est fixe, tendue : on ne rencontre plus ce trio, en quelque sorte rhumatismal, mobilité, irrégularité, instabilité.— La détermination articu-

laire peut bien se faire en plusieurs temps, successivement ;
mais une articulation ne cesse pas tout à coup d'être malade,
en même temps que plusieurs autres se prennent. La physionomie de l'arthrite est différente dans les deux cas.

3º Dans le rhumatisme, après une première attaque, le clinicien se met sur ses gardes et dit à sa malade qu'elle pourrait bien avoir une ou plusieurs attaques à des intervalles plus
ou moins longs.

Au contraire, une fois les arthrites puerpérales guéries, la
malade n'est plus exposée à en avoir de nouvelles, sous l'influence des causes banales du rhumatisme.

4º Dans le rhumatisme aussi aigu, la loi de Bouillaud par
les manifestations cardiaques est la règle.

Dans le puerpérisme, la loi opposée est la règle. Quoi! ces
arthrites seraient dues à des causes autres que le puerpérisme!
Mais, quand une femme est intoxiquée dans la puerpéralité,
on les prévoit, on les annonce même, on les craint.

L'assurance avec laquelle on les prédit, indépendamment
de mille autres raisons, nous fait proclamer bien haut leur
nature puerpérale.

CONCLUSIONS.

Les manifestations rhumatoïdes du puerpérisme infectieux
se divisent :

1º En celles qui se produisent dans le puerpérisme infectieux suraigu ;

2º En celles qui ont lieu dans le puerpérisme aigu ;

3º En celles qui se présentent dans le puerpérisme chronique.

Ces arthrites sont rhumatoïdes et non rhumatismales.

CHAPITRE III.

Le médecin doit aujourd'hui employer les mêmes méthodes que les physiciens et les chimistes, puisque les fonctions ou phénomènes dits vitaux ne sont que le résultat de propriétés de nature physique et chimique; les conditions de développement de ces phénomènes étant seules différentes dans la matière brute et dans la matière organisée; parce qu'enfin, dans cet ensemble que l'on désigne sous le nom de maladie, il n'y a rien de connu jusqu'ici qui ne puisse rentrer dans le cadre des lois physiques et chimiques.

Il faut que les recherches médicales soient dirigées dans ce sens ; nous croyons, en effet, que les progrès de la médecine sont à ce prix.

Dans ce premier travail, qui est écrit depuis 1870, nous nous servirons surtout de l'observation clinique classique.

Mais, pour démontrer l'utilité des méthodes plus directement physico chimiques, nous analyserons dans un autre mémoire nos recherches sur les altérations humorales dans la blennorrhagie, dans la dysentérie, etc., maladies que nous avons déjà étudiées à d'autres points de vue.

De cette manière, nous aurons analysé, en nous conformant aux données de la science actuelle, les effets de la maladie à l'aide de méthodes variées, toutes physico-chimiques.

Mais il restera à connaître les conditions généalogiques de ce phénomène complexe qu'on appelle la maladie. Ici il faudra porter nos investigations, à l'*aide des mêmes méthodes*, dans deux sens différents : 1° du côté de l'organisme vivant ; 2° du côté du milieu qui l'entoure. Ce dernier point de la question ne sera publié que plus tard.

§ 1er.

Tous les auteurs qui ont vu une corrélation intime entre la chaudepisse et le rhumatisme ont appliqué ce nom à toute affection articulaire survenant dans le cours d'une blennorrhagie, tout en rejetant la possibilité d'une coïncidence.

Il en est résulté un hybride qui tient de la nature du vrai rhumatisme et de la nature de la blennorrhagie ; de vrais rhumatismes ont été méconnus et désignés sous le nom de rhumatismes blennorrhagiques : telle a été l'exagération.

Néanmoins il reste encore debout une manifestation de la blennorrhagie, localisation qui n'est point du rhumatisme, mais qui en présente certaines apparences.

Ce sont ces lésions articulaires fixes subaiguës, envahissant le plus souvent une seule, deux, trois articulations ; avec un très-léger mouvement fébrile, quelquefois à peine marqué.

Certes on compte beaucoup d'observations, ce sont peut-être les plus nombreuses, où existe du rhumatisme articulaire influencé par la blennorrhagie : ce sont ces formes d'arthrites à peu près semblables à celles du rhumatisme ordinaire, mais qui, vers la fin, *se localisent sur une seule articulation, ou bien le rhumatisme s'éternise, parfois même il devient chronique.*

Dans ces cas on trouve l'hérédité comme cause : cliniquement il y a des sueurs, de la fièvre, des localisations cardiaques, tout cela coexistant avec une blennorrhagie.

La preuve que, dans ces circonstances, il s'agit bien d'un rhumatisme modifié, c'est que : cette forme de rhumatisme se rencontre assez souvent au moment où l'on voit apparaître un grand nombre de rhumatismes vrais, où l'on en reçoit dans les salles d'hôpital ; dans ces conditions on dit rhumatismes blennorrhagiques ; il est même possible que celle-ci ait joué un certain rôle dans l'étiologie ; en tout cas elle le modifie dans sa forme.

A certaines époques de l'année se développent beaucoup de vrais rhumatismes, c'est un fait vulgaire ; et, en automne, les rhumatismes sont suraigus, aigus, ou subaigus, quelquefois même ils envahissent une ou deux articulations ; alors la localisation est *fugitive : elle est mobile, changeante, disparaît pour reparaître.* Il n'y a pas d'arthrites tenaces, fixes, ou si les douleurs persistent, ce qui est fréquent, ce sont des arthropathies sans lésions locales appréciables des jointures.

Mais quand il y a coexistence de la blennorrhagie, il peut arriver :

1° Que le rhumatisme suive la marche ordinaire ;

2° Que le rhumatisme se localise pendant un certain temps sur une ou plusieurs jointures, avec ou sans affections cardiaques ;

3° Que le rhumatisme persiste longtemps, avec des douleurs articulaires plus ou moins intenses ;

4° Que le rhumatisme devienne chronique avec des poussées de temps à autre.

Dans le premier cas, je dis que la blennorrhagie a été sans action sur la marche de la maladie, et qu'au contraire elle a agi dans les autres circonstances.

C'est un fait d'expérience, que le clinicien connaît très-bien ; il voit, en effet, des malades qui présentent des arthrites généralisées, mobiles, une teinte anémique rapide avec des sueurs profuses, en un mot des individus qui offrent la physionomie des rhumatisants ; puis tout cesse, bien qu'ils conservent encore pendant quelque temps des douleurs vagues dans les jointures ; mais s'il y a coexistence d'une blennorrhagie, alors la manifestation rhumatoïde *se fixe à une seule jointure,* quelquefois à deux, et là y produit des lésions multiples, dont le dernier résultat est quelquefois l'ankylose, si l'on n'intervient point.

Ordinairement nous ne voyons pas non plus les jointures être le siége d'arthrites se prolongeant pendant des mois ; c'est néanmoins ce qui arrive *souvent* quand il y a coexistence de blennorrhagie.

D'ailleurs, dans tous ces cas, la blennorhagie n'a qu'une part secondaire dans ces localisations ; le plus souvent on retrouve soit des antécédents rhumatismaux dans la famille, soit des attaques antérieures d'arthrites rhumatismales ; ici les lésions cardiaques sont la règle et suivent la loi de M. Bouillaud.

Pour nous, il existe deux formes de la localisation arthropathique de la blennorrhagie.

1° La forme arthralgique qui comprend les cas où le malade accuse une douleur plus ou moins vive, mais sans aucune modification appréciable des jointures : elle est ordinairement *ultiple.*

2° La manifestation mono-articulaire ou polyarticulaire sans mobilité, tenace, sans peu ou point de sueurs, avec tendance à des lésions organiques de l'articulation.

Dans ces deux cas, les lésions cardiaques sont l'exception.

La dernière variété est la forme classique du rhumatisme blennorrhagique.

3° Enfin il existe des exemples d'arthropathie blennorrhagique avec érythème noueux.

Je ne parlerai point ici des rhumatismes vrais, modifiés par la blennorrhagie.

Ce sont ces cas de rhumatismes mixtes qui offrent la même physionomie que le rhumatisme ordinaire, mais qui peuvent présenter à un certain moment une localisation persistante sur une seule jointure, ou qui prennent une marche chronique ou une forme subaiguë.

Ce sont là des observations dont l'interprétation est des plus difficiles.

PREMIÈRE FORME

Arthralgie blennorrhagique.

Il s'écoule presque toujours un laps de temps assez long entre l'apparition des douleurs et le début de la blennorrhagie (dans l'observation I, il y a eu deux mois; dans l'observation II, un mois et demi).

Toutes les articulations peuvent être le siége de sensations douloureuses.

La douleur est tantôt vive, lancinante ; d'autrefois compressive, contusive; assez souvent, surtout aux poignets, elle offre

un caractère spécial : le malade éprouve du malaise, un senti-
ment pénible, agaçant, dans les jointures.

Quelquefois elle présente une légère exacerbation la nuit
v. obs. I).

Elle ne s'accompagne jamais de gonflement; on ne constate
pas de craquements; les fonctions des membres sont toujours
faciles: dans quelques cas ils sont plus difficiles ; après la marche les douleurs sont plus vives.

Assez souvent on constate de la myosalgie, de la ténosite.

Avant la manifestation rhumatoïde il existe assez souvent
un léger mouvement fébrile.

Dans l'observation II, où nous avons assisté au début de la
maladie, nous voyons que la température est à 38° 2, 38 degrés :

Le soir où apparaissent les douleurs, il y a des sueurs très-
modérées, et la température est à 37° 9. Le 21 le thermomètre
monte à 38° 6, le soir quelquefois à 39 degrés. Mais le 25 mars
les douleurs diminuent. Alors la chaleur tombe à 37° 2; le soir,
le malade est presque guéri, bien qu'il conserve encore quelques douleurs.

Il n'en est pas toujours ainsi, et la température peut très-bien
ne pas dépasser 37° 7 et ne s'éloigner guère du taux physiolo-
gique.

Le pouls correspond à la température, pouvant atteindre 94
et tomber à 72. En résumé, la température ne s'exaspère guère
qu'au début, vingt-quatre heures, trente-six heures avant les
douleurs articulaires, puis à certains moments la chaleur s'ac-
croît un peu, au moment des oscillations diurnes. Cette aug-
mentation de la température est passagère.

Voici des observations qui se rapportent à ces variétés :

Obs. I. — *Blennorrhagie.* — *Arthralgies multiples.* — *Myosalgies.*

D..., vingt-cinq ans, marchand de vins, est entré le 24 décembre,
à l'hôpital Saint-Antoine, salle Saint-Augustin, n° 1.

Étant jeune, à sept ans, il paraît avoir eu des croûtes dans les
cheveux , avec engorgement sous-maxillaire ; probablement un
eczéma du cuir chevelu de nature scrofuleuse ; à dix ans, il eut
deux fois un érysipèle à la face. Depuis cette époque la santé du
malade a toujours été bonne ; jamais de rhumatisme.

Il raconte que cinq jours après un coït suspect qu'il avait pratiqué vers le 20 août, il s'aperçut d'une goutte purulente au méat urinaire. Une quinzaine après, sentant une douleur dans le testicule droit, il consulta : une orchite était déclarée; il ne remarqua pas que l'écoulement se fût modifié sous l'influence de l'orchite.

Du 25 août au premier jour de décembre, il a pris de la poudre de cubèbe, a fait des injections astringentes. L'écoulement a persisté malgré le traitement et continue encore aujourd'hui bien qu'il soit très-léger.

Il y a deux mois il ressentit de la douleur dans le genou gauche, quinze jours après il souffrait aussi du droit ; il n'y a jamais eu de gonflement ni d'un genou ni de l'autre. De plus ces douleurs avaient un caractère mal défini, elles s'exaspéraient la nuit pour se modérer pendant le jour. Depuis trois semaines il souffre dans les coudes et surtout dans les genoux, mais ces douleurs n'ont jamais été vives; il n'y a pas eu de gonflement ni de rougeur ; on lui a prescrit le repos, il ne paraît pas avoir eu de fièvre.

Le 24 décembre, son pouls est normal au sphygmographe.

25 décembre. — P. 60, T. R. 37° 7, les genoux seulement sont un *peu sensibles à la pression* : blennorrhagie légère, quelques taches purulentes sur la chemise; un peu d'hypospadias; il existe encore une induration dans l'épididyme droit.

5 janvier. — Pléiade ganglionnaire des deux côtés très-manifeste; engorgement des ganglions cervicaux postérieurs; jamais de laryngite.

Point de gonflement des articulations, point de craquement pendant les mouvements; sensibilité à la pression dans les *muscles des mollets et adducteurs de la cuisse*; douleur diffuse dans les *muscles des bras* près de l'épaule (myosalgie), pendant la marche, la douleur semble diminuée pour augmenter après le repos. Le malade marche assez bien, mais il accuse de la faiblesse qu'il attribue au séjour prolongé du lit. Pas de céphalalgie.

A la région cervicale moyenne, derrière le bord du sterno-cléido-mastoïdien, on rencontre une cicatrice provenant de l'ouverture, il y a six moins, d'un abcès : à cette époque il aurait été soumis au traitement par l'iodure de potassium.

Il dit n'avoir jamais eu ni plaie aux membres, ni affection cutanée, on rencontre cependant un léger prurigo généralisé avec des points d'acné à la partie postérieure du thorax ; jamais de mal de gorge.

8. — Peu de sommeil. Les douleurs dans les épaules et aux genoux sont moins vives. Rien au cœur. Il quitte l'hôpital à la fin de janvier, presque complétement guéri.

Obs. II. — *Ténalgie de l'insertion inférieure des tendons d'Achille.*
Vaginite. — Arthralgies multiples.

B... (Victorine), dix-neuf ans, domestique, est entrée le 18 janvier
1869, à l'hôpital Saint-Antoine, salle Sainte-Adélaïde, nº 18.

Cette jeune fille raconte que depuis un mois, après un coït suspect, les pertes blanches qu'elle avait auparavant ont augmenté, et
que depuis douze jours seulement elle souffre en urinant.

19. — P. 94, T. V. 38º,2. Rien au cœur.

20. — P. 90, T. V. 38º. — Soir T. V. 37º,9, P. 84 ; sueurs peu
abondantes ; douleurs abdominales ; a commencé à ressentir des
douleurs dans les articulations du coude et de l'épaule droite, sans
aucune déformation.

21. — P. 86, T. 37º9, les pertes continuent. — Soir. P. 92, T. 38º6,
se *trouve plus mal, souffre de la tête.*

22, soir. — P. 84, T. V. 37º,7, depuis quatre heures du soir, elle
souffre davantage dans le coude et l'épaule droite ; douleur dans le
mollet ; ne souffre pas dans le genou ; douleur à la plante des pieds ;
quand on presse au niveau de l'insertion inférieure du triceps sural,
on détermine une sensation de brûlure ; point de douleur dans l'articulation du cou-de-pied.

23. — P. 70, T. 37º,8 ; pas de fièvre ; se trouve mieux ; douleur en
urinant. A l'examen au spéculum on constate que du pus est dans
l'urèthre, dans le vagin ; le col est rouge, érodé, présentant des granulations à sa lèvre antérieure et à sa lèvre postérieure.

Soir. — T. 38º,4 les douleurs ont augmenté, aux épaules, aux
coudes et *aux talons,* en arrière ; les deux genoux sont douloureux
sans qu'il y ait d'épanchement.

24. — P. 92, T. 37º,8 ; douleur très-vive, très-accusée à l'épaule
droite ; l'écoulement a diminué.

Soir. — P. 76, T. V. 38º4 ; souffre davantage de l'épaule, des deux
genoux, des deux jambes et des talons en arrière, en pressant sur
les jointures, à peine si l'on détermine un peu de douleur ; pas
trace de gonflement.

25. — P. 80, T. V. 37º,9, l'épaule droite est moins douloureuse ;
la douleur du coude droit a disparu ainsi que celle des deux
genoux.

Soir. — P. 72, T. 37º,2, ne souffre que de l'épaule droite.

26. — P. 76, T. 37º,8, n'aurait plus qu'une légère douleur abdominale.

Soir. — T. 37º,2, encore légère douleur à l'épaule ; mal à la gorge.

La malade sort de l'hôpital dans les premiers jours de février, ne conservant qu'un peu de faiblesse avec quelques douleurs dans l'épaule droite. Le traitement a été local, tampons au glycérolé de tanin, avec quelques injections astringentes et plusieurs cautérisations du col avec le nitrate d'argent.

Obs. III. — Vaginite. — Arthralgies multiples. — Diarrhée légère. — Épistaxis. — Adénite sus-claviculaire. — Persistance de ces phénomènes pendant deux mois. — Traitement : copahu, injections, tampons à l'alcool et au glycérolé de tanin.

La nommée Léonie P..., âgée de dix-sept ans et demi, domestique, née à Paris, est entrée le 4 janvier 1869 à la salle Sainte-Adélaïde, n° 7.

4 janvier. — Rougeole à treize ans, pneumonie et deux mois après pleurésie à droite. Elle n'a jamais eu de rhumatisme ; réglée à l'âge de quinze ans ; suppression depuis deux mois. Il y a trois semaines, elle s'est livrée à des excès de coït ; dans la nuit même, elle a éprouvé une sensation de chaleur âcre et s'est lavée avec de l'eau fraîche. Huit jours après, douleur, cuisson en urinant, et retentissant dans les régions hypogastriques et rénales. En même temps, apparut un écoulement purulent, verdâtre, empesant fortement le linge.

Il y a quinze jours, douleur dans le genou droit, puis gauche ; le lendemain, douleur dans l'épaule gauche, puis droite ; le 2 janvier, articulations des doigts douloureuses. Ces douleurs persistent toute la journée et s'exaspèrent la nuit. Elles augmentent à la pression et ne se continuent pas dans les muscles. Les jointures ne sont pas gonflées, sans épanchement ni rougeur. Les articulations tibio-tarsiennes douloureuses. Céphalalgie toute la nuit. Ganglions cervicaux très-sensibles. Diarrhée depuis deux jours. Rien aux poumons ni au cœur. Aucun traitement en ville.

5. — Diarrhée ; écoulement vaginal intense ; *statu quo* (bain). P. 72, 38,3.

6. — Un peu de sommeil la nuit ; région hypogastrique moins douloureuse ; cuisson moindre.

7. — Herpès au visage. P. 64, T. 38°.

8. — *Examen des parties génitales.* — Les petites nymphes sont très-développées. Herpès autour des grandes lèvres. Vagin injecté, sécrétant un liquide non filant ; pus dans le méat urinaire. Le col utérin est rouge, sans exulcération. Injections. Tampon à l'alcool et au glycérolé de tanin, copahu et cubèbe.

11. — Depuis deux jours, la région hypogastrique est plus douloureuse; insomnie; douleur vives dans les genoux, les épaules; opium.

12. — Douleurs dans les articulations tibio-tarsiennes, dans les doigts; rien aux coudes, fourmillements aux extrémités.

14. — L'écoulement persiste; les genoux et les coudes sont douloureux, ainsi que les articulations métarcarpo-phalangiennes, qui ne sont le siége d'aucun gonflement, ni rougeur. Epistaxis la nuit.

15. — L'examen au spéculum montre le même état du vagin. Bols de copahu et cubèbe. Injections astringentes. Tampon à l'alcool.

17. — *Statu quo.*

20. — Les articulations des genoux, des coudes, des phalanges, sont toujours douloureuses.

21. — Douleur au niveau des gaînes des muscles extenseurs du pied sur la jambe. L'articulation sterno-claviculaire gauche est douloureuse.

L'écoulement continue.

22. — L'examen au spéculum montre que l'urèthre ne contient pas de pus.

24. — Douleur dans le cou-de-pied gauche.

27. — Suppression du copahu, à cause de l'embarras gastrique survenu hier. L'épaule gauche reste douloureuse; miction moins pénible. P. 76, T. 38°,5.

29. — L'épaule gauche reste douloureuse. Examen : mucus filant; rien dans l'urèthre.

5 février. — L'écoulement recommence par l'urèthre; légère vaginite; rien d'anormal. P. 80, T. 38°,6.

10. — Apparition d'une tumeur douloureuse dans le creux sus-claviculaire gauche : *adénite.*

12. — La tumeur a augmenté de volume; la douleur de l'épaule gauche est en partie disparue.

15. L'écoulement persiste. La muqueuse au pourtour du col est rouge, veloutée, tomenteuse.

26. — On ne sent aucune fluctuation ; la tumeur s'est étendue en longueur (depuis six jours, badigeonnage avec de la teinture d'iode sur la tumeur). P. 66, T. 37°,7.

1er mars. — Toute la région sus-claviculaire présente une induration, pas de fluctuation appréciable. La douleur retentit dans l'épaule. Elle a eu ses règles. Cataplasme.

2. — L'engorgement sous-maxillaire a plus d'élasticité, sous l'influence des cataplasmes (bains sulfureux).

4. — Moins de roideur dans le cou, la tuméfaction sous-maxillaire est moindre ; et la région sus-claviculaire présente une couleur rosée ; un peu de fluctuation (ouverture de la tumeur, qui est sous-aponévrotique, cataplasmes et issue d'un pus bien lié).

5. — L'état de la muqueuse vaginale est normal, et le col redevient lisse, au lieu de granuleux qu'il était.

12. — Va mieux.

15. — *Exeat*. Guérie complétement.

DEUXIÈME FORME

Localisation mono-articulaire.

Tantôt c'est après la persistance d'un écoulement vaginal, uréthral de trois à quatre mois de durée que la manifestation a lieu ; tantôt après quinze jours seulement (voy. obs. Voisin).

Puis, au moment où les douleurs apparaissent, se produit un peu de fièvre.

Exemple : obs. S. P..., où la température s'élève à 39°.

Le plus souvent, il existe un peu de mouvement fébrile avec oscillations diurnes (obs. D..., le 19 févr. matin, 37°,8 ; le soir, 38°,2).

Mais quand le processus est sur le point de se terminer, la température tombe à 37°,4, 37°,5.

Alors même que la chaleur est tombée, les douleurs continuent souvent quelque temps après ; elles n'ont plus le même caractère, elles sont sourdes, peu vives.

Le pouls suit la marche de la température ; il offre des *maxima* à 100 ; des *minima* à 70.

Ce sont surtout les genoux, l'articulation sterno-claviculaire, le poignet, qui deviennent malades.

La localisation se fait d'une manière subaiguë ; il se produit du gonflement, de l'hydarthrose (exemple : D...): *c'est même là une variété classique bien connue.*

La tuméfaction est quelquefois un peu œdémateuse, avec un certain degré de tension. La douleur est modérée.

Obs. IV. — *Blennorrhagie.* — *Arthrite du genou droit, sa persistance pendant plus de trois mois et demi.*

Le nommé Louis-Victor V..., âgé de vingt ans, est entré le 24 avril 1869 à l'hôpital Saint-Antoine, salle Saint-Augustin, n° 22.

Ce jeune homme raconte qu'il était habituellement d'une bonne santé; il aurait eu une fluxion de poitrine à l'âge de dix ans, mais il s'était bien rétabli.

Il y a quatre mois, ses jointures sont devenues rouges, tuméfiées et douloureuses, ce qui nécessite son séjour au lit pendant deux mois. Au bout de ce temps, il ne ressentait que quelques douleurs vagues, et pouvait se lever, se promener, son état étant des plus satisfaisants; quand, quelques jours plus tard, il eut des rapports avec une femme; cinq jours après, il fut pris d'une blennorrhagie intense, avec douleurs vives en urinant et léger mouvement fébrile.

Pour tout traitement, il prit des bains d'amidon.

Au bout de quinze jours, à son réveil, il fut tout étonné de ressentir une douleur vive dans le genou droit; il ne pouvait marcher cette articulation était gonflée, très-douloureuse à la pression; impossibilité de se lever.

20 sangsues furent appliquées, et pendant un mois on eut recours à des applications répétées de vésicatoires et de teinture d'iode.

A plusieurs reprises, le genou a été immobilisé à l'aide d'un appareil dextriné.

Aujourd'hui 24 avril, il entre à l'hôpital pour son écoulement, qui persiste encore.

Au dire du malade, le genou a beaucoup diminué de volume; cependant il existe encore une certaine roideur articulaire, qui le force à boîter, quand il marche.

Après trois semaines de séjour à l'hôpital, son écoulement avait cessé, mais son arthrite, bien qu'elle fût en voie de résolution, n'était pas encore guérie: il existait encore un peu de gêne dans les mouvements.

Longtemps après, il existait encore de la roideur dans les mouvements de la jointure.

Obs. V. — *Vaginite.* — *Arthrite du poignet gauche.*

La nommée Hilaire D..., trente-deux ans, lingère, est entrée le 18 février à l'hôpital Saint-Antoine, salle Saint-Adélaïde, n° 6.

Il y a trois semaines, elle a lavé, bien qu'elle eût ses règles. Le lendemain, elle a ressenti des douleurs dans le poignet gauche; la main s'est tuméfiée un peu. Au moment de ses règles, elle avait des pertes blanches qui, cette fois-ci, ont persisté davantage; en outre, huit jours avant de souffrir de la main, elle avait une tuméfaction telle des parties génitales, surtout des grandes lèvres, qu'elle croyait à une descente de matrice. Elle urine bien et comme d'habitude.

18 février soir, P. 100, T. 38°,2. Rien au cœur, si ce n'est un prolongement du premier temps.

État actuel. — Toutes les saillies et toutes les dépressions du poignet gauche ont complétement disparu; il y a une tuméfaction avec engorgement, en un mot, un aspect qui rappelle celui de certaines tumeurs blanches au début; le gonflement est surtout apparent à la région dorsale du poignet et de la main. Les mouvements spontanés et provoqués sont douloureux; en même temps que ces parties sont le siége de sensations douloureuses avec élancements de temps à autre.

19 février. — P. 96, T. R. 37°,8. A l'examen au spéculum, on constate du pus dans l'urèthre du pus verdâtre dans le vagin, qui est rouge, vascularisé, le col est granuleux.

Soir, P. 112, T. 38°,2.

20 février. — P. 76, T. R. 37°,5. Gonflement inflammatoire des parties génitales externes.

21 février. — P. 64; T. R. 37°. Sommeil dans la nuit.

Cette observation nous offre une arthrite sans fièvre, sans sueurs, sans état général fébrile. Ce fait ne peut donc être confondu avec le rhumatisme articulaire aigu. Le siége de prédilection est, chez la femme, le poignet et le carpe, chez l'homme c'est le genou.

22 février. — P. 80, T. V. 37°,7. Nuit bonne. Le poignet est moins douloureux, la leucorrhée a diminué. Constipation depuis quatre jours; la tuméfaction des organes génitaux externes a disparu.

24. — P. 68, T. 37°,4. Poignet peu douloureux. L'écoulement diminue toujours.

25 février. — P. 60, T. 37°,3. On lui fait plusieurs applications de vésicatoire; puis, en dernier lieu, on lui met un appareil inamovible.

La malade sort dans les premiers jours de mars, mais elle revient à la consultation.

Après plusieurs applications de teinture d'iode et d'appareil, la malade peut exécuter sans douleurs des mouvements assez étendus après un mois et demi de traitement.

Oɴs. VI. — *Blennorrhagie.* — *Arthrite du genou gauche.*

Le nommé B..., graveur, âgé de vingt-trois ans, est entré, le 3 mai 1869, à la salle Saint-Augustin.

Pas d'antécédents rhumatismaux ni scrofuleux dans sa famille; n'a jamais eu de douleurs articulaires, ne s'est exposé ni au froid ni à l'humidité.

Il a toujours eu une bonne santé. A la suite d'un coït suspect, il eut un écoulement uréthral, qui persiste depuis deux mois; puis au bout de trois semaines sont survenues des végétations assez nombreuses.

Malgré cela il pouvait travailler et marcher.

Hier il a été pris de fièvre et d'une douleur vive dans le *genou gauche*, qui est devenu volumineux rapidement.

3 mai. Soir. — P. 100, T. R. 39. Son articulation *fémoro tibiale* gauche est douloureuse, un peu chaude; on y perçoit le choc rotulien; il y a un épanchement très-notable; à peine s'il existe une légère douleur à la main, du même côté, et à l'épaude droite.

4. — P. 84, T. 38°,8. La douleur de la jointure est moins vive. L'écoulement uréthral est à peine marqué. Copahu et cubèbe. Injection Ricord.

5. — P. 88, T. 38°,6. Même état.

6. — P. 80, T. 36°,4. Epistaxis. Sueurs légères.

Le 8 mai, le mouvement fébrile a complétement cessé; mais l'épanchement articulaire persiste; la douleur a presque cessé. Vésicatoire.

On applique des révulsifs, à plusieurs reprises; et malgré les vésicatoires, les badigeonnages à la teinture d'iode, malgré les pointes de feu et les appareils inamovibles, cette arthrite ne diminua que dans le courant d'avril.

Il put alors quitter l'hôpital, mais en conservant des douleurs vagues dans cette jointure.

Il s'agirait donc ici, au dire de certains auteurs, d'un cas de rhumatisme avec localisation sur une seule jointure.

Admettons que ce soit un rhumatisme, puisqu'il est survenu à un moment où l'on en recevait beaucoup à l'hôpital; mais cette détermination sur un seul genou, qui reste malade pendant des mois, est-ce là un fait ordinaire dans le rhumatisme vulgaire? Certes non. Or, à chaque instant, la clinique nous offre de ces cas coïncidant avec des blennorrhagies. Je crois donc et j'admets ici qu'il y a eu comme cause productrice la blennorrhagie.

TROISIÈME FORME

Arthropathie blennorrhagique avec érythème noueux.

Ici encore, il faut un certain temps, après le début de la blennorrhagie, pour que l'arthropathie et l'érythème noueux apparaissent.

Mais, au début de ces phénomènes qui se montrent, à peu de distance l'un de l'autre, il se produit un mouvement fébrile très-net . Ainsi dans l'observation T..., au début, on avait pu penser un instant à une fièvre continue, supposition qui dut être abandonnée lors de l'apparition des douleurs. Nous voyons, en effet, le 8 février soir, la température rectale monter à 39°,5 ; le lendemain, elle était à 38°,8 ; le soir à 39°,7.

Le 10 février, 38°,6 ; *le soir*, 39°,6. Les jours suivants, la température reste toujours élevée. On remarquera les oscillations vespérines, qui sont très-accusées.

Le pouls est en désaccord avec la température ; il accuse mal le mouvement fébrile.

Le 20 février soir, le pouls est à 54 et la température à 38°,9.

A la fin, la température tombe à 37°,5.

Ici, le pouls marque mieux les oscillations diurnes que la température. Aussi le 9 mars matin, la température est à 37°,4, tandis que le pouls est à 68, et le soir, la température à 37°,5, le pouls à 82. Il peut se faire plusieurs poussées d'érythème.

Les douleurs et l'érythème sont toujours d'une longue durée ; elles peuvent persister pendant un mois et demi ; c'est là un point capital pour le pronostic.

L'érythème noueux siége le plus souvent sur les membres inférieurs, quelquefois sur les régions fessières ; tantôt il se montre avant les douleurs articulaires, tantôt en même temps, rarement après.

Dans certains cas, il n'existe que de la ténosite ; qu'il ne faut point prendre pour de vraies douleurs des jointures.

Quelquefois aussi, l'érithème noueux coexiste avec des arthrites multiples.

Obs. VII. — *Blennorrhagie.— Arthropathies.— Érythème noueux.*

Le nommé Benjamin H..., vingt-deux ans, est entré, le 11 octobre 1868, à l'hôpital Saint-Antoine, salle Saint-Augustin, n° 7.

Ce jeune homme est natif de Bordeaux, il est à Paris depuis un mois et demi ; n'a point de rhumatisme dans sa famille, n'a jamais eu d'autre maladie qu'une blennorrhagie il y a sept ou huit mois : l'écoulement durait encore lorsqu'il est arrivé à Paris, avait disparu il y a un mois, quand, dans ces derniers temps, il s'est aperçu de quelques gouttes s'échappant par le canal de l'urèthre. Dans ses cheveux on trouve du pityriasis, qu'il dit avoir habituellement. Il y a une dizaine de jours qu'il s'est senti un peu mal à l'aise, et six jours, sans être refroidi, qu'il souffre des articulations des mains et des poignets, et depuis trois jours, il lui est survenu, aux genoux et aux coudes, un érythème noueux très-franc, rouge, à grosses papules, élevées et saillantes. Avant de venir à l'hôpital, il prit du calomel, qui n'a pas été suivi de résultat, et un vomitif, qui lui a fait rendre de la bile. On ne lui donne ni copahu ni cubèbe.

11 octobre soir. — P. 76, T. R. 38°.

12. — P. 68, T. R. 37°,6. On remarque aussi sur les fesses de l'érythème. Il a vomi hier encore. Rien au cœur.

13. — P. matin 114, soir 88 ; T. R. matin 37°,7 soir 38°,1. Douleurs dans les épaules. Celle des poignets a diminué ; douleur abdominale, selles sanguinolentes ; rien au cœur ; urine difficilement. Le soir, la douleur du ventre a un peu diminué, et il raconte que, s'étant souvent exposé au froid et au chaud, il souffrait depuis un an des épaules quand le temps voulait changer.

14. — P. matin 84, P. soir 104 ; T. R. matin 37°,6, soir 38° ; les douleurs articulaires paraissent moins vives, pas de gonflement ; ventre un peu tendu, toujours douloureux, vomit tout ce qu'il prend ; cinq à six garde-robes sanguinolentes ; l'érythème existe toujours.

15. — P. matin 88, soir 100 ; T. R. 38°,5. L'érythème tend à disparaître aux fesses ; souffre un peu moins du ventre, cependant cette douleur l'empêche de dormir la nuit ; dix selles aujourd'hui, séreuses, aqueuses, fétides ; ne sue point : transpire naturellement des pieds.

16. — P. matin 92, soir 112 ; T. R. 37°,8, soir 38°,6 ; légère épistaxis ; douleurs abdominales, six à sept selles jaunâtres. Soir, transpire depuis qu'il a pris un bouillon ; souffre toujours du ventre, davantage dans les épaules, les coudes et les genoux. Quatre à cinq selles depuis ce matin.

17. — P. 100, T. R. 37°,6. Souffre encore des épaules ; l'érythème tend à disparaître.

Soir : P. 92, T. R. 38°,8. Souffre davantage aux épaules, aux coudes, aux poignets, aux genoux et aux chevilles. Les douleurs abdominales persistent.

18. — P. 90, T. R. 37°,5. Les douleurs ne sont pas très-vives.

Soir, P. 100, T. R. 38°,5. Souffre toujours autant.

19. — P. 84, T. R. 37°,6. L'apparence érythémateuse des jointures se dissipe. Toujours de la difficulté à remuer les bras, les sueurs persistent. Etat général meilleur.

Soir, P. 116, T. R. 38°,8. Epistaxis légère. Ne souffre pas davantage ; le ventre est toujours douloureux.

20. — P. 82, T. 36°,9 ; souffre toujours du ventre, mais moins dans une jambe.

Soir, P. 108, T. 37°,6. Un peu de sueur.

31. — P. 76, T. 36°,6. Douleurs dans les articulations du bras gauche. Sueurs la nuit ; l'érythème a presque complétement disparu.

Soir, P. 108, T. 38°.

22. — P. 82. T. 36°,9. Le premier temps du cœur est un peu soufflant.

Soir, P. 116, T. 37°,7.

Exeat le 3 décembre à Vincennes.

Enfin nous signalerons comme une manifestation de l'écoulement spécifique de l'urèthre, la ténalgie avec ou sans érithème noueux.

Ténalgie blennorrhagique.

L'époque où elle apparaît est variable ; il semble néanmoins qu'il faille un certain temps pour que la maladie uréthrale arrive à l'état de maladie générale.

Ce laps de temps n'est pas considérable ; après quinze jours à trois semaines elle peut avoir son déterminisme, ses localisations multiples.

A cette époque, les malades éprouvent des sensations douloureuses vers les attaches de certains tendons, par exemple, du biceps brachial (insertion inférieure) ou du triceps sural (insertion inférieure), ou bien encore du tendon rotulien. Certaines douleurs du talon ne tiennent pas à une autre cause.

Dans le premier cas, il se produit une douleur à la partie

antérieure de l'articulation huméro-cubitale, douleur qui s'exaspère par la pression, et dans les mouvements de l'avant-bras
sur le bras.

Elles n'appartiennent pas à l'article; car, en quelque autre
endroit articulaire que l'on presse, on ne produit point de sensations pénibles; il semble que le malade ne souffre qu'au
point d'insertion de ces tendons. Il ne faut donc point confondre la ténalgie blennorrhagique avec la ténosite ordinaire.

En voici un exemple remarquable :

Obs. VIII. — *Blennorrhagie.* — *Ténalgies.* — *Érythème noueux.*

Le nommé Albert P..., âgé de dix-neuf ans, est entré, le 9 février
1869, à l'hôpital Saint-Antoine, salle Saint-Augustin, n° 6.

Ce jeune homme raconte qu'il est atteint d'une blennorrhagie con-
tractée il y a quinze jours. Aucun antécédent ni rhumatismal ni
goutteux dans sa famille; n'a jamais eu d'éruptions cutanées.

Le 3 février, il a de l'insomnie avec un peu d'agitation, de la diarrhée; pas d'épistaxis; pas de douleurs articulaires; quand il est debout,
il est faible; la langue est un peu rouge. Deux bains par semaine.

10. — Il tousse un peu. P. 60, T. R. 38°,6.

11. — P. 66, T. R. 38°,4; soir, P. 76, T. R. 39°,8. La diarrhée a
cessé.

12. — P. 72, T. R. 38°,4; soir P. 84, T. R. 39°,4.

13. — P. 72, T. R. 38. L'écoulement est très-abondant.

Soir, P. 76, T. R. 39°.

14. — P. 80, T. R. 38°,4. Pas d'amélioration de la blennorrhagie;
aux jambes, vers les ailes du nez, aux bras, on constate des plaques
rouges, irrégulières, un peu saillantes, douloureuses à la pression;
en promenant le doigt, on a la sensation d'une nodosité tégumen-
taire; elles sont très-variables dans leur forme et dans leur saillie.
Ne prend pas de copahu.

Soir, P. 72, T. R. 39°,8. Pas d'épistaxis, pas de bourdonnement
d'oreille.

13. — P. 70, T. 38°,7; légère douleur dans les muscles extenseurs
de la jambe droite; douleur intense en urinant; insomnie; adénopathie inguinale; pas de gargouillement dans la fosse iliaque droite;
quelques soubresauts dans les tendons.

Soir, P. 64, T. 39°. On est frappé de la lenteur du pouls relative-
ment à l'élévation de la température ; rien à l'auscultation du cœur.

16. — P. 64, T. R. 38°,8; soir, P. 64; T. R. 39°.

17. — T. 60, T. R. 38°,4. Pour la première fois, on constate, sans que le malade se soit refroidi, une douleur vive à la pression, située à la partie interne et inférieure du tendon rotulien droit; là on voit une plaque d'*érythème noueux*; la partie externe est également douloureuse.

A la région inférieure du tibia droit, plaques multiples d'érythème avec saillies douloureuses; le malade est obligé de garder le lit.

Soir, P. 62, T. R. 39°. Adénopathie de la région inguinale.

18. — P. 62, T. R. 39°. Vers le tiers inférieur de la jambe gauche, apparaît une nodosité douloureuse, chaude; ganglions de l'aine douloureux.

Soir, P. 68, T. R. 39°,5.

19. — P. 68, T. R. 38. La partie inférieure de la jambe droite est le siége d'un nouveau gonflement; vers le genou gauche, douleur *vers les tendons* de la patte d'oie (pas d'érithème à ce niveau); douleur au niveau de l'attache inférieure du *biceps brachial* (ténalgie).

Soir, P. 72, T. R. 39°.

20. — P. 58, T. 38°,4. Douleur légère à *droite*, vers l'attache du tendon du biceps brachial; le malade a de la peine à étendre le bras gauche, à cause de la douleur du tendon du biceps; à droite, la gêne est plus considérable.

Soir, P. 54, T. R. 38°,9.

Il y a donc ici érythème noueux et ténalgie (deux manifestations blennorrhagiques à la fois). Du reste, cet érythème est peu étendu; on a cru, au début, à une éruption copahivique; mais la confusion n'est pas possible.

21. — P. 76, T. R. 38°,3. Les deux attaches des muscles biceps sont douloureuses; on peut difficilement étendre les avant-bras; il en est de même pour les attaches inférieures des brachiaux antérieurs. Persistance aux jambes des plaques d'érythème noueux; sueurs pendant la nuit.

Soir, P. 84, T. 38°,8.

22. — P. 88, T. 38°,4. Douleur vive en urinant; nouvelle poussée de plaques érythémateuses à la face externe des deux jambes et au niveau de la tubérosité externe du tibia droit.

Soir, P. 60, T. 38°,4. Peau moite.

23. — P. 66, T. 38°,8. Mêmes douleurs aux coudes.

Soir, P. 84, T. R. 39°. Sueurs.

24. — P. 78, T. R. 39°. Nouvelles plaques d'érythème au-dessus de l'articulation fémoro-tibiale; l'écoulement par l'urèthre est toujours abondant.

Soir, P. 70, T. R. 38°,6.

25. — P. 58, T. R. 38°. La douleur du coude droit est plus vive que d'ordinaire; celle du coude gauche est un peu moins intense.

Soir, P. 70, T. R. 38°,8.

26. — P. 62. T. 38°. Nouvelle éruption d'érythème noueux de la face externe des deux jambes, la ténalgie est moins vive, les pléiades ganglionnaires sont douloureuses.

Soir, P. 64, T. 38°.

27. — P. 76, T. R. 38°,2. Mêmes douleurs.

Soir, P. 64, T. R. 38°,4.

28. — P. 60, T. R. 37°,8. Moins de douleur aux coudes.

1er mars. — P. 64, T. 38°. L'écoulement persiste; le malade, qui est un jeune homme frêle, pâle, à cils noirs et longs, a saigné plusieurs fois du nez.

Soir, P. 92, T. R. 38°,2.

2. — P. 64, T. R. 38. Nouvelle poussée d'érythème à la région inférieure de la jambe gauche, avec des bosselures isolées et des rougeurs diffuses sur un espace de 6 centimètres de longueur.

3. — P. 70, T. R. 38°. A la partie interne de l'articulation tibio-tarsienne gauche, plaques douloureuses d'*erythema nodosum*; le malade ne peut marcher.

Soir, P. 72, T. 37°,7.

4. — P. 64, T. R. 37°,9.

Soir, P. 68, T. R. 38°,8. Il mange trois portions; descend au jardin pour la première fois.

5. — P. 64, T. 37. Épistaxis cette nuit; l'écoulement diminue; l'érythème persiste à la jambe gauche.

Soir, P. 84, T. R. 38°,1.

6. — P. 62, T. R. 38°. Nouvelles plaques d'érythème sur la cuisse gauche.

Soir, P. 120, T. 38°,9. Sueurs modérées. Va beaucoup mieux.

Le 7 et les jours suivants, l'écoulement diminue.

18. — La blennorrhagie a presque totalement disparu; l'état général est excellent; une nouvelle poussée se montre à la jambe et au genou gauche.

19. — L'érythème persiste; les ténalgies ont cessé; nouvelle plaque au-dessous de la rotule; diminution de l'écoulement sous l'influence des injections de bismuth.

20. — Plaques érythémateuses à la jambe gauche; à la place de plusieurs plaques anciennes, on voit une teinte jaune, qui rappelle celle des ecchymoses en voie de réparation.

26. — Le malade sort guéri; il ne reste plus qu'un léger suintement uréthral.

§ II.

DEUX MOTS D'HISTORIQUE AVEC DISCUSSION DES PRINCIPALES OPINIONS ÉMISES SUR CE SUJET.

Th. Selle et Swediaur pensent que les articulations deviennent souvent le siége du rhumatisme (1781).

Hunter parle de l'arthrite blennorrhagique ; Velpeau, Vidal de Cassis, les auteurs du *Compendium*, la regardent comme une arthrite aiguë, avec influence probable de la blennorrhagie.

Ricord (1833) étudie le rhumatisme blennorrhagique chez l'homme et chez la femme, sous le titre de *Complication*.

Foucart, décrit en 1846, l'arthrite blennorrhagique comme produite sous l'impression du froid, de l'humidité.

Grisolle signale l'arthrite blennorrhagique, spécifique, comme n'ayant rien de commun avec le rhumatisme.

En 1854, Brandes (de Copenhague), en 1858 le docteur Hervieux regardèrent le rhumatisme blennorrhagique comme spécifique. Pour Rollet (1859), le rhumatisme blennorrhagique doit être séparé du rhumatisme ordinaire.

Bonnet ne conserve le nom de rhumatisme blennorrhagique qu'en cas où la suppression d'un écoulement est suivie de rhumatisme articulaire aigu.

M. Peter, en 1866, dans une savante discussion, résume son opinion comme il suit : « S'il est difficile de discerner la différence qui existe entre le rhumatisme ordinaire et le rhumatisme dit blennorrhagique ainsi généralisé, ne vaudrait-il pas mieux croire que la blennorrhagie est une affection spécifique, ainsi que le démontrent ses propriétés contagieuses, et qu'elle est susceptible de modifier l'organisme humain, au moins l'organisme de certains individus, suffisamment pour qu'apparaissent à sa suite et par son fait un ou plusieurs des accidents de la diathèse rhumatismale? Ainsi la blennorrhagie joue un rôle *étiologique ;* elle ne serait plus une diathèse, mais elle en éveille une latente jusque-là. »

Pour le même auteur il n'y a pas de rhumatisme blennorrhagique, mais une blennorrhagie, une arthrite, une ophthalmie rhumatismales, une blennorrhagie, une tumeur blanche scrofuleuse, une blennorrhagie herpétique. La blennorrhagie est la cause occasionnelle des accidents articulaires.

Pour M. Fournier, la blennorrhagie a comme manifestation : 1° un rhumatisme blennorrhagique avec ses formes variées : (fluxion articulaire, phlegmasie des gaînes, des tendons, des bourses muqueuses, sciatique, etc.); 2° l'ophthalmie dite métastatique ou rhumatismale.

Dans la thèse de M. Tixier, publiée en 1866 sous l'inspiration de M. Lorain, on trouve ce qui suit :

Avec l'écoulement uréthral coexistent soit des arthropathies, soit des ophthalmies, soit d'autres manifestations; elles ont toutes la même origine, et sont beaucoup plus fréquentes qu'on ne le pense généralement. C'est leur ensemble que nous avons désigné sous la dénomination de pseudo-rhumatisme.

Il ne faut pas les confondre avec les manifestations du rhumatisme légitime.

Pour M. Lorain, la blennorrhagie produit une diathèse aiguë, qui engendre divers phénomènes observés dans le cours de la blennorrhagie; d'ailleurs il examine la question à un point de vue plus général, et il crée le rhumatisme secondaire.

M. Charcot, dans ses leçons de la Salpêtrière, étudie également le rhumatisme secondaire dans différentes conditions de développement; il trouve qu'il y a une arthrite blennorrhagique ayant ses caractères particuliers et distincts de ceux qui appartiennent au rhumatisme spontané; mais il n'est pas moins vrai que le rhumatisme ordinaire peut se développer sous l'influence de la blennorrhagie.

Thiry et Yvaren pensent que l'arthrite blennorrhagique est une arthrite simple n'ayant aucun caractère spécifique.

M. Féréol admet que l'arthrite blennorrhagique est spécifique, elle est produite par la blennorrhagie et capable d'être modifiée par une diathèse strumeuse, herpétique ou autre.

M. Guéneau de Mussy croit que le rhumatisme blennorrhagique est une expression de la diathèse rhumatismale.

M. Pidoux parle ainsi :

« Les manifestations blennorrhagiques constitutionnelles et

secondaires, les arthrites surtout, tiennent plus du lympha-
tisme et de la tumeur blanche que du rhumatisme.

Nous venons de voir rapidement quelle a été successivement,
à travers les ans, la manière dont on a compris les manifestations articulaires de la blennorrhagie.

En voici le résumé :

1° L'arthrite blennorrhagique est une arthrite simple n'ayant
aucun caractère spécifique ;

2° L'arthrite blennorrhagique est spécifique et capable d'être
modifiée par une diathèse;

3° Le rhumatisme blennorrhagique est une complication : ce
rhumatisme n'est point le rhumatisme ordinaire ; c'est un
pseudo-rhumatisme ;

4° Il n'y a pas de rhumatisme blennorrhagique, mais une
blennorrhagie, une arthrite, une ophthalmie rhumatismales ;

5° Il existe une arthrite blennorrhagique, mais en même
temps le rhumatisme ordinaire peut se développer sous l'influence de la blennorrhagie ;

6° C'est un rhumatisme secondaire engendré par une diathèse
aiguë.

Telles sont les principales opinions.

— La première proposition a été trop bien discutée par
M. Fournier, pour que j'y insiste. J'ajoute seulement qu'une
arthrite, qui a toujours certains caractères spéciaux, qui se
produit en dehors de toutes les causes connues de l'arthrite
simple ; que l'on prévoit, qu'on craint, qu'on annonce quand
on est en présence d'un individu qui a la blennorrhagie, je dis
qu'il ne s'agit plus là d'une arthrite simple, mais bien d'une
lésion qui appartient à la maladie uréthrale.

Pour la deuxième, je crois comprendre qu'elle est spécifique,
et cela d'après les caractères particuliers qu'elle présente ;
mais d'ailleurs le mot *spécifique* est un mauvais mot, parce qu'il
prête à l'amphibologie, tous les auteurs n'ayant pas compris
la spécificité de la même manière ; d'ailleurs c'est là une doctrine qui doit être remplacée.

Oui, il y a une manifestation arthropathique de la blennorrhagie ; mais elle n'est point spécifique dans tous ses éléments.

Le mot *arthrite* ne suffit pas; il indique une lésion, et rien de plus. Il est indispensable que le clinicien approfondisse la question au point de vue étiologique.

Au lit du malade que voyons-nous ? Pendant le cours de la blennorrhagie, tout à coup, sans cause connue, se manifeste une douleur articulaire, sans gonflement, tandis qu'une ou plusieurs jointures sont le siége de sensations pénibles, alors qu'existent du malaise, un peu de fièvre, des sueurs, en un mot un ensemble phénoménal distinct; donc il y a là une certaine analogie avec les localisations rhumatismales, bien que la nature en soit distincte : le mot *arthrite spécifique* ne dit pas assez.

Aussi rejetons-nous cette expression, bien que se rapprochant de notre manière de voir, parce qu'elle n'est point suffisante au point de vue clinique.

Pour la troisième, voulez-vous admettre qu'il y ait rhumatisme? Oui, je le crois dans les *cas mixtes*, là où la blennorrhagie modifie le rhumatisme : là où le rhumatisme se localise en dernier lieu, sur une seule ou deux jointures.

Mais il peut se faire que le rhumatisme ne soit nullement modifié par la blennorrhagie, et alors vous aurez comme coexistant avec la blennorrhagie un rhumatisme qui n'est point blennorrhagique.

Le vrai rhumatisme articulaire, qui doit conserver son nom, et qui constitue une entité morbide bien définie, présente des variétés qu'il faut avant tout bien connaître, c'est indispensable.

Il y a des degrés dans la maladie arthritique ordinaire.

1° La forme suraiguë : c'est le rhumatisme élevé à sa dernière puissance, possédant toutes ses attributions; c'est l'idéal de la maladie, c'est là que l'on voit les localisations se succéder avec une grande intensité. Ces cas ne sont pas très-communs.

Je veux parler de ces rhumatismes qui, dans l'espace de quelques jours, ont des manifestations cardiaques, méningitiques ou pleurétiques. Souvent la terminaison est fatale. Quelquefois il y a coexistence de localisation sur deux ou trois séreuses.

Chez ces malades, au moment de l'apparition des lésions

viscérales, la douleur est peu vive ou cesse, bien que l'épanchement ne disparaisse jamais complétement.

2° La forme *aiguë généralisée* s'accompagnant souvent de lésions cardiaques, de sueurs profuses, d'apparition, de succession rapide dans les phénomènes articulaires. Toute cette période correspond à des signes fébriles très-accusés, 39 degrés et au-dessus, et les arthrites sont assez intenses.

Cette période fait place à la phase arthropathique; les malades ne conservent plus que des douleurs sans aucun gonflement. Ici la température baisse et n'offre plus que des oscillations diurnes qui diminuent de plus en plus.

3° La forme subaiguë avec ses variétés symptomatologiques, qui peuvent tout aussi bien s'accompagner de lésions cardiaques que les formes aiguës.

4° Enfin la forme chronique, qui comprend plusieurs espèces sur lesquelles nous insisterons plus tard.

Voilà du vrai rhumatisme, du rhumatisme héréditaire engendrant l'arthritisme à apparitions multiples, avec fluxions phlegmasiques, *mobiles, irrégulières, variables*, surtout au début, disparaissant sous la forme arthropathique, et surtout s'accompagnant de phénomènes cardiaques, quelquefois cérébraux.

Eh bien, dans le cas actuel s'agit-il d'un rhumatisme? Nous venons de voir aux symptômes qu'il y avait des caractères trop différents; dans la variété mono-articulaire, on n'a pas constaté de lésions cardiaques; et cependant c'est là un point capital pour savoir si l'on a affaire à du rhumatisme. Les lésions articulaires autres que le rhumatisme ne s'accompagnent point le plus souvent d'altération de cet ordre.

On a abusé beaucoup du mot *rhumatisme* : il a un sens précis, net, dans le langage nosographique; il faut le lui conserver et ne point l'appliquer à des lésions qui sont d'une tout autre nature.

On a parlé du rhumatisme scarlatineux; mais la scarlatine produit par elle-même des phlegmasies cardiaques; elle se localise sur le cœur (j'en publierai bientôt des cas probants, avec autopsie), sans qu'il y ait eu ledit rhumatisme.

Elle se localise sur les jointures, comme elle se localise sur le cœur : ce sont des manifestations, des signes de la maladie,

et non des affections proprement dites , des entités morbides.

Il serait singulier, d'ailleurs, de voir une intoxication engendrer d'une manière aiguë une entité pathologique.

S'il n'y avait que cette singularité, je passerais outre , mais
tout s'oppose à ce qu'on puisse voir là un rhumatisme.

Dans la blennorrhagie , la tendance des altérations articulaires à l'ankylose est une règle (je parle toujours de la forme
mono-articulaire), tandis que dans le vrai rhumatisme, c'est
une exception.

La récidive est fréquente dans le vrai rhumatisme.

Dans le premier cas la récidive ne peut avoir lieu qu'avec
un nouvel écoulement.

Poursuivons : dans l'infection purulente, dans le puerpérisme infectieux, les lésions articulaires sont des manifestations, des localisations de la maladie générale. Ce ne sont *point
des rhumatismes.*

Dans tous ces cas il n'y a que des apparences de rhumatisme. Parfois même, comme dans les blennorrhagies, il existe
dans leur mode d'apparition certaines analogies : c'est pourquoi je les désigne sous le nom de manifestations rhumatoïdes.

Y a-t-il complication? Je dis plus loin qu'on ne peut accepter cette fin de non recevoir. Le mot *complication* ne doit s'appliquer qu'aux lésions ou affections qui viennent s'ajouter
accidentellement à la maladie principale, primitive.

Où est l'accident dans ces cas, puisqu'on le prévoit et qu'on
le craint ?

Ce n'est point, *dit-on,* du rhumatisme ordinaire; néanmoins
il y a des observations nombreuses de rhumatismes ordinaires
chez les blennorrhagiques, ceci est incontestable; mais on
retrouve, pour expliquer ce rhumatisme, des antécédents, des
attaques antérieures : une coïncidence qu'on ne saurait nier.

Peut-on croire à un pseudo-rhumatisme ? Ici encore se présente la même objection; mais, d'après cette manière de voir,
on considère encore ce pseudo-rhumatisme comme une entité
morbide engendrée par une autre entité; or l'entité ne donne
naissance qu'à des symptômes; s'il se produit à la suite d'une
maladie, une autre maladie, on peut dire que la première

prédispose à la seconde, et non que la première *engendre* la seconde.

4° Dire qu'il n'y a qu'une blennorrhagie, une arthrite, une ophthalmie rhumatismales, c'est écarter des manifestations blennorrhagiques le type de ces localisations : à savoir, la forme mono-articulaire ; en effet, dans ce cas on ne retrouve aucun antécédent rhumatismal, du moins dans le plus grand nombre des observations : le froid même ne saurait être mis en cause, puisqu'à l'hôpital j'ai pu voir des blennorrhagiques qui restaient au lit toute la journée, et qui, à un moment donné, sans cause appréciable, étaient pris d'une arthrite localisée à une ou deux jointures.

D'ailleurs j'ai démontré plus haut qu'il ne s'agissait pas là de lésions rhumatismales.

De plus, la question d'hérédité est réelle, fréquente dans le rhumatisme vrai ; dans le cas d'arthrite blennorrhagique, rien de semblable n'a lieu : j'ai interrogé trente-cinq malades qui avaient eu des arthropathies uréthrales, sans avoir rencontré un seul cas de transmission chez les descendants, qui avaient au minimum trente ans.

5° Quant à l'opinion qui veut que le rhumatisme ordinaire puisse se développer sous l'influence de la blennorrhagie, je n'ai point de preuves suffisantes pour l'admettre ; j'ai même des preuves contraires, puisque je vois naître du rhumatisme ordinaire chez des individus ayant la blennorrhagie et chez lesquels on trouve des antécédents arthritiques, ou une première attaque ou bien des *palpitations* bien avant la localisation articulaire. Ce dernier fait arrive souvent et a son importance chez les hommes surtout, alors qu'on ne constate aucune affection organique du cœur.

De plus, ces rhumatismes se produisent à une époque favorable au développement du rhumatisme ordinaire.

Donc je ne me trouve pas suffisamment autorisé, d'après ces observations, à admettre que la blennorrhagie puisse donner naissance à du rhumatisme ordinaire.

6° J'arrive au rhumatisme secondaire génital, de M. Lorain. C'est une conception des plus justes ; il y a là une synthèse engendrée par des observations de haute clinique.

Cette manière de voir éclairait la question.

Ici encore je ne puis accepter le mot *rhumatisme*, qui entraîne toute une question de doctrine; mais l'*état génital* reste et peut donner naissance à des manifestations rhumatoïdes.

La vraie blennorrhagie est une intoxication tout aussi bien que la syphilis; pourquoi donc cette incubation dans l'une comme dans l'autre? pourquoi ces localisations diverses dans l'une et dans l'autre?

Mais que de degrés dans cette maladie ! Tantôt elle possède tous ses attributs, elle s'élève à la dernière puissance, et, chaque fois qu'elle se présente chez un individu, elle s'accompagne, soit d'arthrites, soit d'arthalgies, soit de myosalgies, soit d'iritis, etc.; d'autrefois à peine existe-t-il un léger malaise.

Certes la constitution du sujet y est pour beaucoup : est-ce un scrofuleux, un goutteux, un rhumatisant? il y aura autant de modifications spéciales; mais l'arthrite, dans ces cas, porte toujours son cachet blennorrhagique.

CONCLUSIONS

La blennorrhagie détermine plusieurs formes de manifestations rhumatoïdes :

1° La forme arthralgique avec des douleurs articulaires plus ou moins intenses, mais sans aucune lésion appréciable par un simple examen clinique;

2° La forme *mono-articulaire* ou *polyarticulaire*, avec arthrite tenace, avec des lésions organiques plus ou moins considérables;

3° La forme arthropathique avec ou sans érythème noueux, s'accompagnant, dans des proportions variées, d'arthralgies, d'arthrites, de ténalgies.

Enfin la blennorrhagie produit, indépendamment des ténosites, des douleurs à l'insertion des tendons; je propose de les désigner sous le nom de *ténalgies*.

Tous ces phénomènes blennorrhagiques sont *rhumatoïdes* et non *rhumatismaux*.

Un rhumatisme ordinaire peut coexister avec une blennorrhagie, et alors :

1° Ou bien le rhumatisme, qui n'a rien à voir avec la blennorrhagie, suivra son cours normal ;

2° Ou bien il sera modifié : c'est le cas de ces rhumatismes
mixtes qui finissent par se localiser sur une seule jointure.

CHAPITRE IV.

On sait, depuis le xvⁱⁱe siècle, que des arthrites peuvent se développer, soit dans le cours, soit dans la convalescence de la dysentérie ; mais ces lésions étaient regardées comme des métastases ou des complications, et l'on ne voyait point la relation intime qui existait entre elles et la maladie primitive.

Cœlius Aurelianus, et surtout Stoll considérèrent ces symptômes articulaires comme étant de nature rhumatismale. Cette opinion a été soutenue et développée par Thomas (de Tours), Trousseau, Cambay, Delioux de Savignac.

Enfin M. Huette pense qu'il s'agit là d'une arthrite spécifique (dysentérique), ayant la plus grande analogie avec l'arthrite blennorrhagique.

En résumé donc, tous ces auteurs ont entrevu dans ces accidents une entité morbide bien définie, une maladie engendrée par une autre, et comme ce prétendu rhumatisme succédait parfois à la dysentérie, d'une manière rapide, en même temps que celle-ci cessait, pour ainsi dire, comme par enchantement, on disait qu'il y avait métastase.

Pour nous, nous ne pensons pas qu'il s'agisse d'une espèce nosologique qu'on puisse, à bon droit, séparer de la dysentérie ; nous croyons, au contraire, que ces deux choses sont intimement unies ; que la dysentérie, dans certaines conditions, qu'il nous sera peut-être donné de déterminer plus tard, donne naissance à des manifestations, qui ont une certaine analogie avec le rhumatisme, mais qui s'en distinguent par l'absence de lésions cardiaques.

L'infection purulente comme la dysentérie ont des manifestations arthropathiques qui ont des caractères cliniques spéciaux.

Mais avant d'en venir à la discussion de nature, qu'il nous soit permis d'étudier les principales opinions des auteurs qui ont pu observer les lésions arthritiques.

Cœlius Aurelianus (*De morb. chron.*, lib. iv, cap. 6) considérait déjà la dysentérie comme un *rhumatismus intestinorum cum ulcere*. Cependant il nous renseigne peu sur les arthropathies.

Alexandre de Tralles dit que la dysentérie tient du rhumatisme et du catarrhe.

Sydenham (*Méd. prat.*, sect. iv , ch. 4), dans la fièvre dysentérique de 1672, mentionne des douleurs se rapprochant de celles du rhumatisme, et siégeant dans les muscles et principalement dans les extrémités.

L'auteur est peu explicite, cependant il est probable qu'il avait vu ces jointures douloureuses.

En 1757, Ch. Strack (*Tentamen med.; de dysenteria*), dans les relations d'épidémies de dysentérie de l'Allemagne, surtout de Mayenne, de 1757 à 1759, note ce qui suit : « La suppression des évacuations alvines provoqua l'œdème des pieds, l'anasarque, les obstructions, la *goutte*, etc.

Plus loin : la suppression imprudente du flux dysentérique produit différents phénomènes accidentels, comme la tympanite, des abcès..., des douleurs arthritiques, une éruption furonculeuse, l'œdème des pieds, etc. Ici, il s'agit donc bien des phénomènes articulaires que Stall décrivit plus tard avec soin, mais il se borne à constater ce fait et à en tirer une indication pronostique.

Zimmermann (*Traité de la dysentérie;* Lausanne, 1794, p. 15, traduction), en relatant l'épidémie de 1765, qui sévit dans le canton de Berne, dans différents endroits de la Suisse, de la Souabe et dans les pays autrichiens, limitrophes des cantons suisses, dit que « quelques-uns se sentirent une *goutte* vague, d'autres, et même des enfants, devinrent hy dropiques. »

Plus loin, p. 117, il ajoute : « Les astringents ou les narcotiques, donnés avant le temps..., causent aux malades des tranchées continuelles, des constipations extrêmes, la *goutte*, l'étisie, etc. »

Ces mêmes faits seraient relatés dans les ouvrages de Degner et de Tissot, cités par Zimmermann. Nous n'avons pu nous procurer ces auteurs.

Zimmermann, p. 119 de son livre, cite l'observation suivante : « Un homme de 40 ans, du comté de Leutzbourg, eut la dysentérie, et prit, d'un charlatan, un remède astringent. Le flux du ventre cessa, il fut pris aussitôt de douleurs articulaires, qui le mirent au désespoir. »

Le même auteur cite quelques malades qui perdirent l'usage des pieds et des mains. Plus loin : « Nos paysans, dit-il, prirent aussi quelquefois du lait chaud. Ce remède, innocent en apparence, devint très-préjudiciable dans quelques attaques violentes de dysentérie. Les selles diminuaient, il est vrai, et cessaient même entièrement, mais les malades étaient aussitôt pris de douleurs articulaires des plus vives et devenaient inaptes au travail, tant ils étaient faibles.

Le 1er décembre, lorsqu'on m'écrivit ceci (c'est-à-dire qu'un des grands docteurs routiniers de Thurgau donnait le premier jour de l'ipéca et de la rhubarbe, le deuxième du laudanum de Sydenham), que les malades de ce routinier étaient, sans exception, presque tous morts d'hydropisie, ou dans les plus cruelles douleurs arthritiques...., la moitié du peuple criait : « Ceux-ci sont morts d'hydropisie ; » et l'autre moitié : « Ceux-là ont péri de douleurs articulaires. »

S'il ne fallait qu'un exemple pour prouver combien il faut être circonspect dans l'appréciation des effets des médicaments dans les maladies, nous l'aurions trouvé dans Zimmermann. Il accuse tour à tour, et avec certitude, les astringents, le lait chaud !... comme pouvant produire des lésions articulaires. Il semble même accuser ses confrères avec une certaine satisfaction, qu'on ne saurait trop réprouver. Il est probable que les malades, dont il ne rapporte aucune autopsie, ne sont point morts « de douleurs articulaires. »

L'auteur n'a point saisi la relation de la dysentérie et des symptômes articulaires ; il a été induit en erreur par une thérapeutique mal comprise.

Lepecq de la Clôture, en rapportant l'histoire d'une épidémie dysentérique, qui sévit à Caen en 1765, s'exprime ainsi : « Cette affection fut très-longue chez un grand nombre, et finissait souvent par des tumeurs aux articulations, semblables au nodus de la goutte, aux ankyloses, dont quelques-unes out suppuré. Ces dépôts fixaient la métastase critique de la fièvre, et de ce moment, l'estomac, les intestins, les forces digestives reprenaient un peu de vigueur. Plusieurs de mes confrères m'ont assuré en avoir vu mourir quelques-uns à la suite de ces dépôts abcédés. »

Le même auteur, en relatant l'épidémie de Forges, en 1767, dit que ceux qui échappaient à la mort « restaient perclūs de leurs membres, et y souffraient de douleurs considérables. » Pas d'observations détaillées ; ces manifestations sont pour lui tantôt une métastase, tantôt une terminaison chronique de la maladie.

Puis vient Stoll (*Rat. med.*, vol. III, *De natura dysenterica*), dont les explications sont plus nettes : « Hinc dysenterica non « ob remotam quamdam analogiam et per metaphoram, sed « vere ac genium rheumatismus intestinarum dicetur, sunt « que hi duo morbi ἀδελφεα παθήματα atque ejusdem matris. »

Voici textuellement le passage où il décrit les lésions des jointures : « Non dissimilens dysenteriam offenderamus re- « bellens ad notas sanandi leges, et cum hac pertinaci fluxione « articulorum apprime convenientem. Fera dolor abdominis « vale dixit, longissimamque omnium moram traxit, sano « reliquo abdomine, in intestino recto ; quod assiduo tenesmo « mucum tremulum lineis sanguinis pictum expressit. Tenes- « mum hunc diutissime durantem sublatum una nocte vidi, « oborto mox femoris sinistri, et carpi dextri tumore, ac do- « lore rhumatico, qui sero lactis, et frictionibus sanabatur. »

Plus loin, il ajoute qu'il y a eu du pus dans les jointures ; mais dans quelles conditions, chez quels individus ? C'est ce que Stoll ne nous apprend point.

Pour cet auteur, il y a une certaine identité d'origine entre la dysentérie et ces lésions. Il désignait quelquefois la méta-stase, mais pour les dysentéries graves seulement. La dysenté-rie, dit-il, se change en rhumatisme. Il reconnaît le premier l'*affinité* morbide, qui existe entre la dysentérie et le pré-tendu rhumatisme des jointures.

Thomas (de Tours) (*Arch. de méd.*, t. VIII et IX, 1835, et surtout t. IV, p. 29), en traitant des complications de la dy-sentérie, étudie le rhumatisme : « Il est incontestable que pendant l'existence de la dysentérie phlegmasique, les articu-lations sont susceptibles d'être prises sous l'influence de la cause la plus légère. Ces deux inflammations parcourent en même temps leurs périodes, ou bien le rhumatisme articulaire succède immédiatement à la dysentérie.

Ainsi donc, pour cet auteur, il y a rhumatisme articulaire ; plus loin, il rapporte avoir vu des dysentériques, qui, ayant eu des rhumatismes articulaires antérieurs, furent affectés du côté des jointures et avec une intensité peu commune. Je suis convaincu, dit-il, qu'il n'y avait pas là seulement coïncidence, et que la saison favorable au développement du rhumatisme et de la dysentérie (fin été et automne) n'était pas la seule cause de cette apparition simultanée ou successive, mais qu'il y avait entre les deux phlegmasies un rapport de cause à effet. » Ces faits offrent ample matière à discussion. Ici, en effet, on peut se demander si la dysentérie n'a pas été une simple cause occasionnelle, au même titre que le froid dans certaines circonstances ; ou bien si le rhumatisme n'a joué aucun rôle, et si les lésions sont simplement dysentériques ; ou bien encore, avec cette dernière hypothèse, quelle est la part du rhumatisme antérieur sur le développement de prétendues gouttes articulaires ? Ce sont là des problèmes des plus complexes ; cependant nous verrons bientôt que des dysentériques non rhumatisants, autant qu'on en puisse juger par les renseignements précis, ont eu des manifestations arthritiques.

Dès lors il serait donc rationnel de penser que la dysentérie a joué le plus grand rôle dans ces déterminations locales. « La phlegmasie articulaire, ajoute le même auteur, est une des complications les plus fréquentes et les plus graves de la dysentérie. » Il cite à ce propos une observation très-détaillée (obs. 5), qui est remarquable à plus d'un titre : Un jeune homme dans la force de l'âge, en pleine santé, est pris d'une dysentérie de moyenne intensité ; au moment où son état s'améliorait, on voit survenir une éruption variolique, la variole se déclare, les pustules évoluent, mais restent pâles, et le trente-deuxième jour de la dysentérie, apparaissent les symptômes articulaires ; les phénomènes dysentériques sont toujours très-accusés ; les arthrites suppurent, et le malade succombe le 8 octobre. A l'autopsie, on trouve ces lésions avec destruction des cartilages articulaires.

Dans ce cas particulier, quelle part faut-il attribuer à chacune des deux maladies coexistantes ? Il est incontestable que la dysentérie peut produire des lésions articulaires ; d'autre part, on a également vu des arthrites varioliques. La lésion ici s'est développée, alors que les signes des deux affections marchaient de pair.

Il serait possible qu'il y eût une influence complexe des deux maladies; ce qui nous prouve encore que la variole a dû agir, ce sont ces lésions destructives des articulations.

Dans les cas où la dysentérie agit seule, les lésions articulaires ne présentent pas en général ce caractère de purulence avec destruction rapide des éléments de l'articulation.

« Jamais on ne commencera le traitement de l'arthrite par les topiques astringents ; sa disparition subite serait bientôt suivie de recrudescence de l'inflammation intestinale, dont elle n'est qu'un phénomène sympathique. »

L'irritation sympathique des articulations est si évidente pendant le cours de la dysentérie, qu'il suffit, pour qu'elles deviennent le siége d'une violente phlegmasie, ou que la flexion dysentérique cesse instantanément ou qu'elles soient soumises à l'action du froid.

Thomas cite un fait remarquable de cette suppression subite des évacuations dysentériques, dont il a été témoin le 3 novembre 1834; il croit à la mauvaise influence du blanc d'œuf, à l'action du froid. Cependant dans l'observation due à M. Lorain, nous notons que le malade reste au lit, partant pas d'influence du froid ; il faudrait l'attribuer au traitement, mais il n'en fit aucun. Les remèdes ne sont donc pas ici les coupables, mais bien le médecin, qui ne voit pas dans ces modifications locales des phénomènes obligés de la maladie.

Cambay (*De la dysentérie*, 1847) raconte ce qui suit : « On a vu la dysentérie disparaître par le développement d'une fièvre intermittente..., d'un *rhumatisme*, d'une sciatique, d'une pleurésie, etc., ce qui fait considérer ces maladies comme des crises salutaires. »

Pour ces auteurs, il y aurait donc une sorte de métastase, puisque la dysentérie disparaît par le développement d'une autre maladie.

Trousseau décrit une forme rhumatismale de la dysentérie.

Delioux de Savignac (1863. *Traité de la dysentérie*, p. 65) ajoute : « Plus tard (après les douleurs abdominales)..., la participation du système locomoteur à l'essence de la dysentérie pourra se manifester par des douleurs et des fluxions articulaires, si la forme devient franchement rhumatismale...»

Delioux décrit ces douleurs avec gonflement des articulations sous le nom de : forme rhumatoïde de la dysentérie ; de l'assimilation forcée de la dysentérie au rhumatisme, tentée par Stoll, il faut tout simplement conclure à l'existence spéciale d'une forme de la première de ces maladies, dans laquelle se présente une complication de rhumatisme, ou seulement des symptômes rhumatoïdes.

L'auteur distingue deux cas ; dans le premier, les douleurs sont plus ou moins vives, mais passagères et erratiques, sans fluxion considérable ; ce sont des douleurs musculaires aux lombes, dans les parois abdominales, et enfin des élancements douloureux sur le trajet des gros cordons nerveux sciatique). Dans le second, douleurs plus véhémentes, les fluxions articulaires sont plus persistantes, plus profondes, et parfois l'épanchement synovial a pu rompre la capsule (Trousseau).

Le rhumatisme peut présenter les migrations et les transpositions brusques qu'on lui connaît ; il s'opère des métastases aux dépens de la plèvre, des bronches, des poumons ; l'envahissement du péricarde ou du cœur n'a pas, à ma connaissance, été notée, mais on ne doit pas le croire impossible. La fièvre ne s'accuse qu'à peine dans les pays chauds. Plus loin, p. 162 : « J'ai vu, dans l'état aigu, des dysentériques se plaindre de quelques douleurs arthralgiques, au genou surtout, ce qui confirme les observations antérieures ; mais sans qu'il en résultât une modification dans la forme de la maladie. » — « Dans la forme chronique, les douleurs rhumatismales y sont plus fréquentes et plus tenaces que dans l'état aigu. Je les ai vues plus fréquentes dans les genoux, assez souvent dans le scapulo-huméral. » Delioux considère les phénomènes articulaires comme une *complication* de nature rhumatismale ; tandis que les douleurs musculaires seraient des symptômes rhumatoïdes.

Nous verrons bientôt qu'il ne s'agit pas de complications ; d'ailleurs le même auteur en fait *une forme :* ce serait être inconséquent et agir contre les données actuelles de la pathologie générale.

Une *complication* suffit-elle pour donner à une maladie une forme spéciale ? évidemment non. En second lieu, nous verrons qu'il ne s'agit pas de rhumatisme.

Enfin Huette (*loco citato*), mieux que ses devanciers, a établi que la dysentérie engendre des arthrites qui méritent le nom de dysentériques. Il rapporte, un peu trop brièvement peut-être, dix observations de dysentérie avec arthrites ; ces faits ont été recueillis pendant l'épidémie qui sévit à Montargis en 1854.

La dysentérie seule ne lui paraît pas suffisante pour expliquer le rhumatisme dysentérique ; il admet, en outre, une influence spéciale de conditions épidémiques encore inconnue. Voici, d'ailleurs, les conclusions de ce travail consciencieux :

« 1° Il existe une variété d'arthrite, reconnaissant comme cause unique et nécessaire la phlegmasie épidémique des membranes muqueuses du rectum et du côlon.

« 2° Cette manifestation rhumatismale ne se montre pas dans toutes les épidémies de dysentérie ; elle est subordonnée à l'influence d'une constitution médicale particulière ; un état diathésique individuel peut en favoriser le développement.

« 3° L'arthrite dysentérique, essentiellement apyrétique, s'éloigne, par ses causes, sa marche, sa physionomie générale et ses conséquences, du rhumatisme articulaire simple. Elle présente une grande analogie avec le rhumatisme blennorrhagique.

« 4° L'arthrite dysentérique, presque toujours polyarticulaire, a une durée variable entre plusieurs semaines et plusieurs mois. Elle se termine par résolution dans la grande majorité des cas ; elle peut, dans certaines circonstances rares, se terminer par suppuration et par ankylose.

« 5° La métastase ne résume pas la loi qui régit l'apparition de l'arthrite, ainsi que l'ont prétendu les anciens ; il est plus rationnel de l'expliquer par une affinité morbide, qui, les muqueuses étant malades, détermine des effets pathologiques réflexes sur les autres tissus de l'économie. »

L'auteur reconnaît que la *phlegmasie épidémique* du côlon et du rectum est la cause unique et nécessaire ; le mot *épidémi-*

que n'est pas lui-même nécessaire, puisque nous citons un exemple où l'on ne peut invoquer l'épidémicité. Plus loin, il ajoute que cette manifestation est subordonnée à l'influence d'une constitution médicale particulière, et aussi à un état diathésique individuel, partant la dysentérie n'est pas la *cause unique*.

Il considère ces lésions comme de nature rhumatismale, probablement parce qu'il y a une analogie avec le rhumatisme blennorrhagique ; or, il faudrait établir que ces faits d'arthrites blennorrhagiques, qui ont des caractères spéciaux, sont bien des rhumatismes ; c'est ce qu'il ne démontre pas.

Huette explique encore l'arthrite dysentérique par l'affinité morbide, déterminant des effets réflexes sur les autres tissus de l'économie.

Le mot *affinité*, appliqué à la pathologie, implique une idée de *ressemblance ;* or, on sait qu'il n'y a aucune ressemblance entre la dysentérie et ces lésions articulaires. Mais puisqu'il y a affinité, pourquoi n'observe-t-on pas plus souvent cette arthrite ? D'ailleurs l'explication pour les effets pathologiques réflexes n'est pas satisfaisante.

Clinique. — Les observations que nous publions ont été prises à l'hôpital Saint-Antoine ; l'observation 3 m'a été communiquée par M. Lorain.

Voyons d'abord les faits :

OBSERVATION Ire. — *Dysentérie durant neuf mois. — Phénomènes articulaires et fixation sur le genou gauche. — Hydarthrose. — Guérison en soixante jours.*

Le nommé A..., domestique, âgé de 40 ans, entre à l'hôpital Saint-Antoine le 24 juillet 1869.

Ce malade raconte que, pendant neuf mois, à Oran, il a eu la dysentérie ; il avait des selles fréquentes, rouges, restait des heures sur le vase. Douleurs lombaires. Pas d'antécédents rhumatismaux ni de scrofule ; pas de syphilis, pas de tuberculose.

De retour en France, la dysentérie a complètement disparu ; il y a cinquante jours qu'il en est complètement délivré. Quatre ou cinq jours après la cessation de la diarrhée, il a éprouvé des frissons, avec sueur, soif vive, nausées. Il a eu successivement des douleurs dans les coudes, dans le genou droit et dans l'articulation tibio-tarsienne gauche, mais sans gonflement apparent. Tout cela dure sept jours. Puis, est survenu un gonflement extrême du genou gauche, spontanément et en dernier lieu. En même temps, il avait des douleurs musculaires dans les mollets, des douleurs dans les articulations métacarpo-phalangiennes de la main droite; il avait en même temps un peu de sueur. P. 72, T. R. 38°.

Le 29 juillet, P. 64, T. R. 37°,7; pendant la nuit, de temps à autre il a des sueurs.

Le genou gauche diminue peu à peu de volume, et le malade sort au bout d'une quinzaine, marchant très-bien et complètement guéri. A l'auscultation, on n'a jamais rien entendu au cœur.

Obs. II. — *Dysentérie sporadique de six semaines. — Guérison. — Cinq ou six jours après, développement de phénomènes fébriles légers. Quatre jours après, arthrite sterno-claviculaire. — Au bout de neuf jours, les frissonnements étaient légers. — La malade va au Vésinet, conservant encore de la tuméfaction peu douloureuse dans l'articulation sterno-claviculaire.*

Cette jeune femme, entrée dans le service de M. Laboulbène, au n° 11, salle Sainte-Thérèse, a été réglée à 20 ans. Elle est chloroanémique; elle a de la gastralgie, de la névralgie intercostale; pas d'antécédent goutteux ni syphilitique, ni tuberculeux; pas de vaginite. Elle avait vomi le sang; elle est mal réglée; n'a jamais eu de rhumatisme. — Gourme dans son enfance.

Elle avait déjà la dysentérie chez elle depuis vingt-trois jours, quand elle est entrée à l'hôpital; elle avait eu des selles sanguinolentes, muqueuses, avec ténesme; ces mêmes phénomènes existaient à son entrée à l'hôpital, où elle était depuis trois semaines, et guérie de sa dysentérie depuis cinq à six jours, quand elle fut prise de malaise avec frissonnement; elle a de la rachialgie; le pouls est à 88 le soir; on pense à la variole: souffle anémique très-léger au premier temps et à la base du cœur.

Le 14 janvier, quinze à seize heures après le début: P. 96, T. R. 38°,2, léger frisson. Elle se plaint d'une douleur au cou; en la découvrant, nous apercevons, au niveau de l'articulation sterno-claviculaire, une tuméfaction grosse comme une pomme d'api, offrant une rougeur diffuse et très-douloureuse à la pression. Cette malade n'était pas sortie de la salle.

Jusqu'au 20 janvier, elle continue à ressentir du malaise, avec frissonnement de temps à autre; pas de sueur; la tuméfaction diminue lentement; les mouvements de l'épaule sont douloureux.

Elle va au Vésinet le 23 janvier, sans que son arthrite sterno-claviculaire ait complètement disparu.

Obs. III. — *Dysentérie.* — *Douze jours après le début, arthrites généralisées avec hydarthrose.* — *Le malade ne guérit qu'au bout de deux mois.*

Un homme de 50 ans, garçon de recettes, fut atteint d'une dysentérie violente pendant l'été; il avait des garde-robes répétées (vingt à trente dans la journée) tout à fait caractéristiques, noires, glaireuses, sanguinolentes, avec ténesme, épreintes, coliques, et un état fébrile peu élevé, du reste.

Quatre ou cinq jours après le début de ces accidents, cet homme, n'ayant cessé de garder le lit, se plaignit d'éprouver de la douleur en urinant; il prétend même avoir reconnu un très-léger écoulement par l'urèthre. Je ne pus constater le fait.

Cet homme déclarait n'avoir eu la blennorrhagie qu'une fois en sa vie, quinze ans auparavant, alors qu'il tenait garnison, comme militaire, en Algérie.

Du reste, l'accident survenu pendant le cours de la dysentérie ne persista pas au delà de deux jours.

Dans la convalescence de cette dysentérie, vers le douzième jour de la maladie, qui avait eu la forme bénigne, qu'elle affecte généralement dans notre pays, survinrent des arthrites multiples, assez généralisées et fort peu aiguës, caractérisées par de l'hydarthrose des deux genoux, par du gonflement des poignets, des mains, mais une fièvre modérée : c'est une forme subaiguë d'emblée.

Ceci persiste pendant plus de deux mois. Le cœur ne fut pas atteint, et le malade guérit.

Obs. IV. — Il s'agit d'une jeune fille de 17 ans. Pas d'antécédents tuberculeux, ni goutteux, ni scrofuleux, ni rhumatismaux, ni syphilitiques ; elle était entrée à la salle Sainte-Cécile, hôpital Saint-Antoine, pour une affection chirurgicale (contusion de l'épaule), n'avait jamais eu de rhumatisme ; après deux jours de dysentérie, elle fut prise de douleurs articulaires vives dans les genoux, les coudes et les articulations tibio-tarsiennes en peu d'heures. Pas de gonflement marqué, excepté sur l'articulation tibio-tarsienne droite, où il y a de la tuméfaction, avec une rougeur diffuse et de la douleur à la pression. P. 124, T. vag. 39°,4. Sueurs assez abondantes.

La dysentérie continue, bien qu'atténuée dans ses symptômes.

Voilà donc une femme qui est prise, dans le cours de la dysentérie, d'arthrites multiples, avec gonflement, rougeur diffuse d'une d'entre elles, avec sueurs; un pouls à 124, une température au-dessus de la normale. Nous croyons pouvoir en conclure, qu'il s'agit bien là d'une manifestation rhumathoïde de la dysentérie.

Réflexions. — En résumé, dans toutes ces observations, on ne trouve, pour expliquer les arthrites multiples, qu'une dysentérie antérieure. Chez ces malades, pas d'antécédents de rhumatisme, ni par leurs parents, ni par eux-mêmes. Toutefois, peut-être pourrait-on faire jouer un certain rôle au léger écoulement qui survint chez le malade de l'obs. III; mais cet état de l'urèthre fut si passager (il ne dura que deux jours) et si léger que l'on ne peut supposer qu'il eût modifié l'organisme, au point d'engendrer ces lésions articulaires si accusées. Il est donc plus rationnel de les rapporter à la dysentérie, d'autant plus que, dans les autres observations, l'influence dysentérique ne nous paraît pas contestable.

Voyons maintenant quel est le tableau général des symptômes de cette manifestation arthritique.

Symptomatologie. — Les phénomènes arthritiques ne surviennent guère avant le deuxième septénaire; cependant, dans l'obs. IV, deux jours après le début d'une dysentérie assez violente, on vit survenir les douleurs des jointures; mais la dysentérie, bien qu'atténuée, continua.

Quelquefois, la dysentérie a disparu tout à coup, en même temps apparaissaient les déterminations du côté des jointures.

Ce sont ces faits, qui avaient frappé Zimmermann, Stoll et Lepecq de la Clôture, et avaient servi de base à la théorie de la métastase.

Dans certains cas, les matières fécales sont modifiées, de sanguinolentes elles deviennent jaunâtres quand se montrent les arthrites; d'autres fois, la dysentérie se modifie et s'atténue (obs. IV).

La manifestation articulaire apparaît surtout pendant la convalescence : dans les observations I et II, c'est seize jours après la cessation; dans l'observation III, c'est le douzième jour de la maladie. Cependant on peut la voir apparaître à toutes les époques; le malade peut être complètement guéri quand se montrent les symptômes articulaires.

Le début est variable; il est d'ailleurs peu connu : en effet, les malades racontent mal et souvent indirectement ce qu'ils ont ressenti. Ce n'est donc qu'à l'hôpital, où l'on voit le malade 2 fois par jour, qu'on peut constater quelle est l'évolution de la lésion des jointures.

L'appareil fébricitant est celui d'une maladie aiguë légère, le malade éprouve des frisonnements plutôt qu'un vrai frisson; il a du malaise, des douleurs vagues, des myosalgies, et lorsqu'elles se localisent à la région lombaire, on peut se croire en présence d'une variole commençante, elles occupent les lombes, les deux mollets, la soif est vive, il y a des nausées, ordinairement des vomissements. Le pouls est à 80, 90, et la température rectale s'élève à 38° et 39°.

Puis se développent les phénomènes articulaires ; c'est alors que la chaleur tombe, bien que le malaise et les frisonnement persistent.

Tantôt la manifestation arthritique est unique, une seule articulation est prise; dans l'obs. II, l'articulation sterno-claviculaire seule a été atteinte 15 ou 16 heures après le début de la fièvre.

D'autres fois un certain nombre d'articulations intéressent en même temps les coudes, les genoux, les articulations tibio-tarsiennes; puis la localisation s'accuse aux dépens d'une grosse articulation, qui reste malade pendant plus ou moins longtemps, alors que les autres jointures reviennent à l'état normal (obs. I) : dans ce dernier cas, la localisation ne sera faite qu'au bout de sept jours.

Dans tous les cas que nous avons observés, la maladie a débuté par les grosses jointures; souvent les poignets, les cous-de-pied, les épaules ont été prises le plus souvent en premier lieu. De là les lésions se répandent sur toutes les jointures successivement, à la manière des arthrites rhumatismales ; quelquefois, il se fait des sortes de poussées, dans certains cas, il peut se passer 15 jours entre chaque apparition arthritique. Chez nos malades les lésions se sont étendues à droite et à gauche, sans offrir d'abord de localisation. Huette a trouvé que trois fois le côté droit fut affecté seul ; sept fois les deux côtés simultanément, trois fois ces lésions se sont fixées sur les deux genoux, six fois sur le genou droit.

Dans notre obs. I, nous trouvons une fixation sur le genou gauche.

En même temps que ces lésions, on peut voir apparaître des douleurs rhumatoïdes dans d'autres points; nous les avons signalées au début; mais elles peuvent exister pendant le cours des arthrites, dont nous allons étudier maintenant les caractères cliniques:

Ce qui appelle d'abord l'attention du malade sur les articulations, ce sont les douleurs. Nous avons déjà vu à quel moment elles apparaissent; d'abord peu vives elles ne tardent pas à augmenter d'intensité et à offrir ce caractère douloureux spécial, sans élancement, mais continu, sourd, qui est des plus désagréables; il n'existe pas d'abord de changement de couleur à la peau, pas de gonflement des jointures.

Quelquefois la douleur est vive au début et la tuméfaction apparaît assez rapidement. Le plus souvent la pression augmente la douleur; cependant il existe des cas où la sensation douloureuse est diminuée par la pression.

Le gonflement est très-manifeste, souvent il existe de l'hydarthrose (obs. II, III et IV) et un aspect extérieur qui pourrait faire croire à du rhumatisme.

Tantôt les articulations prises ne sont le siége d'aucune tuméfaction appréciable; mais si la lésion est fixe, la dernière articulation présente de l'hydarthrose et est le siége de phénomènes inflammatoires, beaucoup plus accusés que ceux des premières, qui ont été atteintes.

Ailleurs il existe à la fin un peu de rougeur, qui est légère et diffuse (obs. II, III, IV).

Terminaison. — Le plus souvent, il se fait une résolution complète; cependant il faut dire que cette manifestation est essentiellement subaiguë, qu'elle a de grandes analogies avec une certaine variété de rhumatisme spontanée : dans certains cas on a vu les malades rester quatre mois à l'hôpital; d'autres fois ils peuvent marcher au bout de 3 semaines, un mois; mais les douleurs articulaires persistent souvent pendant longtemps; néanmoins notre malade de l'obs. I put marcher au bout de 20 jours, et put sortir guéri. Chez le malade de l'obs. III, les lésions persistèrent pendant plus de deux mois.

D'une manière générale, si l'on veut établir une moyenne, on trouve que la durée est de 5 à 6 semaines. Le minimum de durée est de 15 jours, et le maximum de 4 mois.

A côté de ces cas bénins il en existe d'autres où l'arthrite a suppuré (Zimmermann, Lepecq de la Clôture). Ici la mort aurait été la terminaison; toutefois il ne faut accepter ces faits qu'avec la plus grande réserve, l'obs. de Thomas (de Tours) semblerait justifier cette assertion. Mais il y avait une variole qui compliquait la manifestation.

Pronostic. — Pour Zimmermann et Lepecq de la Clôture, ce serait une complication grave; ils la redoutent beaucoup, comme pouvant être mortelle; cependant notre pronostic est beaucoup plus favorable.

Certes, il y a là une certaine gravité, puisque ces lésions sont lentes à disparaître; mais il n'y a pas, en général, danger de mort, ni même danger d'être perclus.

La gravité de la dysentérie n'est point liée, quoi qu'on en ait dit, au grand nombre ou à la gravité des arthrites; une dysentérie d'une moyenne intensité peut engendrer une dissémination de lésions articulaires, tout aussi bien qu'une dysentérie très-grave.

Etiologie. — Nos observations portent sur des hommes et des femmes. Le malade de l'obs. I avait 40 ans, celui de l'obs. III, 50 ans, la femme de l'obs. IV avait 17 ans, et celle de l'obs. II, 30 ans.

Dans les observtions de Huette, on trouve nombre égal d'hommes et de femmes; les âges sont intermédiaires entre 13 et 56 ans; sur 10 observations, deux fois il a noté des antécédents rhumatismaux. Dans nos observations il n'y avait aucun rhumatisant.

Traitement. — Dans la période aiguë nous nous sommes servi avec avantage des cataplasmes laudanisés, en même temps nous donnions la poudre de Dower.

Un peu plus tard nous avons eu recours à la teinture d'iode (obs. I), concurremment nous donnions les diurétiques sans

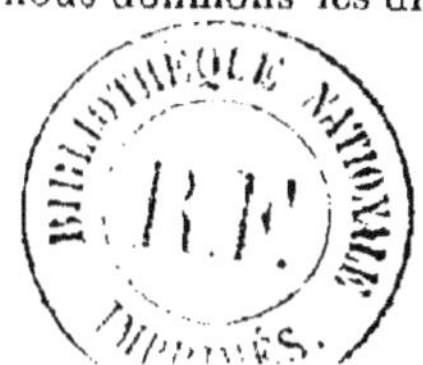

avantages marqués. Il est bien évident qu'il faut s'opposer autant qne possible à l'ankylose : appliquer des révulsifs, des appareils inamovibles, compressifs, faire de l'hydrothérapie, un peu de massage. Si la maladie tend à la chronicité, c'est alors qu'il faut se servir des révulsifs ; tantôt des vésicatoires, tantôt des pointes de feu ; il faudra aussi s'opposer à l'ankylose, en brisant en temps utile les adhérences pathologiques de la jointure ; après ce traumatisme, il est utile de se servir des antiphlogistiques : sangsues, cataplasmes, etc.

S'il survenait des abcès articulaires, il faudrait essayer d'abord les aspirations ; mais si la phlegmasie tend à envahir les épiphyses ou les membres, il faut ouvrir une large issue au pus, le drainage pourra aussi rendre ces services, si surtout on fait en même temps des injections antiputrides.

Réflexions générales sur ces manifestations rhumatoïdes. — Il reste un fait bien évident, c'est la coexistence de ces phénomènes avec la dysentérie : c'est dans la période d'état ou vers la fin de la maladie que se montrent ces arthrites : ainsi des lésions articulaires surviennent assez souvent chez les dysentériques. Y a-t-il maintenant prédisposition de la part de la dysentérie ? Et alors serait-ce une cause au même titre que le froid pour le rhumatisme ? Ou bien la dysentérie engendre-t-elle des altérations du côté des jointures ? Il ne saurait y avoir de prédispositions à proprement parler : ces altérations offrent toutes des caractères communs, entre autres chronicité ; en un mot, ce sont des lésions dysentériques : elles portent l'empreinte de leur cause, qui agit comme efficiente.

Ce qui attire tout d'abord l'attention c'est cette évolution successive, avec légers phénomènes fébriles, qui pourrait faire croire un instant qu'un rhumatisme articulaire subaigu, à marche lente, se déroule sous nos yeux.

Mais, en adoptant cette opinion, on est frappé des caractères, à peu près semblables, que présentent ces lésions : elles ont un cachet particulier, je ne dirai point spécifique, car on les retrouve dans d'autres manifestations. Toutefois, la dysentérie engendre des arthrites multiples, à marche très-lente ; à fixation sur une seule jointure, et de préférence sur les genoux, les cous-de-pied, la sterno-claviculaire. Ainsi donc la dysentérie donnerait naissance à un rhumatisme subaigu secondaire.

En pathologie générale, ce serait un fait exceptionnel, puisque nous verrions là une maladie à localisation bien déterminée, engendrer une diathèse, un rhumatisme articulaire, ce serait la rougeole engendrant la phthisie. Mais ce dernier fait est-il bien établi? Et peut-on dire que la rougeole produit la phthisie? D'abord, le plus souvent c'est à une pneumonie chronique qu'on a affaire, à laquelle s'ajoute par épuisement une poussée tuberculeuse. De plus on peut dire tout au plus que la rougeole prédispose à la tuberculose; mais elle n'a pas la tuberculose au nombre de ses symptômes.

D'une manière générale les localisations arthropathiques se présentent dans un grand nombre de maladies diverses, nous les voyons se produire dans l'infection purulente; dans ce cas peut-on croire à un rhumatisme secondaire? Personne ne l'admet, même quand on rencontre des lésions du cœur ou de la plèvre; la phlegmasie de ces séreuses est mise sur le compte de la maladie générale et non sous la dépendance d'une *maladie secondaire*, engendrée par l'infection purulente.

Dans ce cas particulier, nous disons que les lésions des articulations dépendent de l'infection purulente, sont un des symptômes de cette maladie, une manifestation locale. L'infection engendre ces lésions, on pourra discuter par quel moyen, comment et pourquoi; mais l'on ne dira jamais que l'infection purulente a donné naissance à un type morbide, à une maladie, mais on dira qu'elle a produit une altération.

De même pour la dysentérie, nous dirons que ces phénomènes articulaires sont le résultat d'une influence dysentérique, et que c'est cette maladie qui la produit, au même titre que l'infection purulente donne naissance aux arthrites purulentes. Il s'agit donc, dans les deux cas, de symptômes, de manifestations.

L'ulcère simple, le cancer de l'estomac produisent l'hématémèse avec quelques caractères différentiels : de même la dysentérie, l'infection purulente engendrent des arthrites multiples avec quelques caractères particuliers.

On dit encore : il s'agit là d'une complication. Oui certes, nous pensons bien qu'elle complique la dysentérie; mais on peut en dire autant de chaque symptôme grave d'une maladie. De plus, une manifestation qu'on prévoit, qu'on redoute à chaque instant de la maladie, est-ce bien là une complication ? Ecoutons ici M. Lorain (Union médicale, 1867) : « Ce mot de complication est une fin de non-recevoir, un pléonasme, une paraphrase. Il est bien certain que ces lésions multiples *compliquent* la situation du malade; mais la science n'a rien à démêler avec un tel mot. Ce qu'il faut voir, c'est que ces complications *sont spéciales*, fatales, prévues, propres à cette maladie-ci et non à celle-là, et contenues en puissance dans l'accident initial, qui a la valeur d'un fait spécifique. »

Les maladies, dit-on, peuvent devenir des causes morbifiques et produire des complications. Mais alors puisque la maladie les engendre, c'est une manifestation plus ou moins fréquente de la maladie.

Voyons maintenant les caractères différentiels entre les arthrites dysentériques d'avec celles du rhumatisme subaigu, qui les simulent le mieux.

En premier lieu nous voyons que le rhumatisme détermine souvent des lésions des séreuses, c'est une de ses localisations.

La dysentérie avec lésions articulaires ne donne pas lieu à des lésions des séreuses.

2° Dans le rhumatisme, il y a une teinte anémique particulière; la peau est d'un blanc mat, les sueurs sont abondantes.

Dans le cas de lésion articulaire dysentérique, peu de teinte anémique, le malade peut maigrir, mais il n'offre pas la physionomie du rhumatisant, les sueurs sont peu abondantes et existent par poussées au début.

3° Les manifestations des jointures dans le rhumatisme ordinaire n'offrent jamais de fixité, à moins qu'il ne s'agisse de certaines lésions rhumatismales tout à fait spéciales.

Les manifestations arthropathiques de la dysentérie se fixent souvent à une seule jointure, soit d'emblée, soit consécutivement.

4° Après une manifestation rhumatismale, les individus sont sujets, prédisposés à avoir de nouvelles localisations.

Dans la dysentérie, ces lésions ne peuvent avoir lieu sur elle, et ne se produisent pas sous l'influence climatérique.

5° Les manifestations rhumatismales sont influencées par le froid, l'humidité.

Les manifestations articulaires de la dysentérie se produisent en dehors de ces circonstances, puisque nous avons vu des malades pris au lit, alors qu'on ne pouvait invoquer aucune cause de ce genre.

Ainsi donc s'il y a des analogies entre ces localisatisons dysentériques et le rhumatisme ,les différences sont plus grandes encore; ce qui caractérise essentiellement ce rhumatisme manque complètement ici.

La conclusion vient donc seule : il ne s'agit pas là d'un vrai rhumatisme.

S'agirait-il de localisations scrofuleuses, goutteuses, syphitiques, tuberculeuses? Nos observations répondent négativement; d'ailleurs ces arthrites n'ont point la physionomie qui appartient à celle de la scrofule, de la goutte, de ia syphilis et de la tuberculose. Les malades ne présentaient aucun antécédent de ce genre.

Il ne reste pas même la ressource d'un écoulement uréthral ou vaginal pour faire admettre un rhumatisme blennorrhagique.

En résumé : 1° Il existe bien des arthrites d'origine dysentérique.

2° A point de vue nosologique, elles doivent être considérées comme des manifestations.

3° En raison de certaines analogies avec les arthrites rhumatismales, nous proposons de les désigner sous le nom de *manifestations rhumatoïdes* de la dysentérie.

TABLE DES MATIÈRES.

Paris. — Typ. A. PARENT, rue Monsieur-le-Prince, 31.